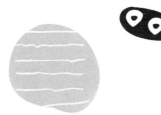
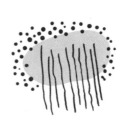
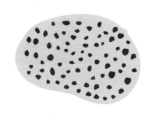

儿童疾病心理学

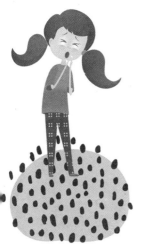

【俄】娜·尤·德米特里耶娃○著

崔舒琪○译

U0221481

天津出版传媒集团

天津科学技术出版社

著作权合同登记号：图字 02-2019-398

图书在版编目（CIP）数据

儿童疾病心理学 /（俄罗斯）娜·尤·德米特里耶娃
著；崔舒琪译. -- 天津 ：天津科学技术出版社,
2020.3

ISBN 978-7-5576-7284-3

Ⅰ. ①儿… Ⅱ. ①娜… ②崔… Ⅲ. ①小儿疾病－心
身疾病－研究 Ⅳ. ①R749.94

中国版本图书馆CIP数据核字（2019）第278384号

儿童疾病心理学
ERTONG JIBING XINLIXUE
责任编辑：胡艳杰

出　　版：天津出版传媒集团
　　　　　天津科学技术出版社
地　　址：天津市西康路35号
邮　　编：300051
电　　话：（022）23332695
网　　址：www.tjkjcbs.com.cn
发　　行：新华书店经销
印　　刷：唐山富达印务有限公司

开本 880×1230　1/32　印张 6.5　字数 120 000
2020年3月第1版第1次印刷
定价：42.00元

引言 🖤
Preface

父母都会遇到孩子生病的问题，这个问题没有人能够避免，只不过某些家庭里的孩子生病更加频繁，而另一些家庭里的孩子生病没有那么频繁。此外，儿童的发病率与父母的收入、雇用很多保姆或是没有雇用保姆、养育儿童的质量、父母爱孩子的程度，都是没有任何关系的。尽管这听起来很奇怪，但事实就是如此：在富裕家庭里长大的孩子和在普通家庭里长大的孩子，生病的概率是一样的。

虽然在最近几十年里，医学技术取得了重大的飞跃式发展，从根本上出现了新的治疗方式和无数新一代的药物，但是根据数据统计来看，儿童的发病率并未下降，反而有所上升，与此相关的预测结果也不容乐观。

大量研究表明，在大多数情况下，无论是母亲在家带孩子，还是长辈带孩子，抑或是把孩子送去学前教育机构，对幼儿的发病频率都没有影响。当然，幼儿园里的孩子看起来生病的概率更大，尤其是在流行性感冒多发的时期，不过并没有想象得那样严重。

对此，人们不由得产生疑问：为什么会发生这种情况？对儿童发病率影响最大的是什么？孩子经常生病或是很少生病的原因是什么？

每个妈妈都经常问这些问题，问自己，也问医生。有些妈妈格外爱提问，因为她们为了让孩子不生病，已经用尽了各种各样的方法。医生也把能开的药物、能做的治疗都用遍了，却仍然不见效，只好困惑地摊开双手。伤心又焦急的父母提出一连串问题，但就连医生也回答不上来。

有些家长（特别是奶奶和姥姥），在对传统西医感到失望之后，转而使用草药、汤药和各种药酒治疗孩子，让孩子做锻炼，强迫他们练习气功、瑜伽等。在某些情况下，这会起到一定的积极效果，但是一切都取决于个人的体质特点。这样的方法和经验对某些人是有效的，但对其他人起不到任何治疗效果。

同样的，避免孩子和集体接触、给孩子做湿裹治疗、给孩子吃大量的维生素，都不会起到任何作用。当然，这在某种程度上有助于规避某些疾病，但对我们本来想要防治的疾病没有任何效果。

注：湿裹疗法，是用蘸了水或其他液体的被单包裹患者的疗法。据俄罗斯医疗网站介绍，这种疗法能够改善初期的高血压、代谢紊乱、感冒发热以及某些急性炎症。

这些方法主要适用于长期由妈妈照管、能够定期接受疾病预防措施的孩子。当您的孩子渐渐长大，并开始上学以后，很大一部分预防措施就不能用了，因为孩子每天都要接触到班集体里的其他小朋友，并且在家的时间少了很多。

随着孩子的成长，除了感冒、儿童传染病、儿童恐惧症以外，与成长发育相关的青春期疾病、身体与神经系统的变化也加入进来。孩子们进入最困难的一段时期，也就是所谓的"过渡期"，他们重新认识到自己是具有独立人格的个体，其人生观和价值观皆有所改变。这种剧烈的变化往往会导致青少年的性格变差，引起神经官能症，如果治疗不当，可能会发展成各种各样的慢性疾病。

因此，父母们的担忧和操劳又多了一分。除了感冒以外，孩子们还会患上胃炎和各种性质的头痛症，在个别情况下还会有更严重的疾病——高血压/低血压、支气管哮喘、糖尿病、湿疹等。

就像在婴儿时期一样，传统西医的治疗方法在很多时候不起作用，或是只能起到暂时的作用，并不能完全治愈疾病。

　　这时，研究各种状况的心身医学就能发挥出应有的功效。在这些状况下，各种各样的心理因素，一方面是导致疾病产生与发展的原因，另一方面也为解决这些不同性质的疾病提供了方法。

　　在本书中，我们会向您介绍心身医学这门学科，揭开产生不同疾病的一系列原因，让您了解到治疗孩子心身健康失调的方法，以及帮助您学会防治由心身健康失调引起的心身疾病。

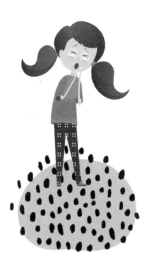

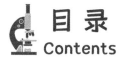
目录
Contents

第三章

家庭不良环境对儿童心身疾病的影响

第四章

儿童心身疾病的症状及种类

第五章

预防并治疗心身疾病的方法——改善家庭关系

第一章

透视儿童心身疾病，还孩子无恙童年

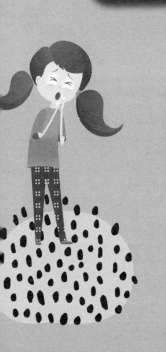

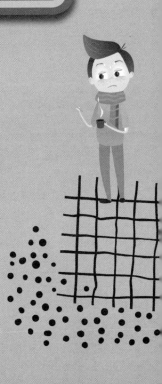

心身医学，是心理学和疾病学交叉的一个分支

　　由心理原因诱发的疾病叫作心理疾病，这个心理疾病所属的医学范畴，在医学上有个专业术语，叫心身医学。这个术语有两层含义。严格来讲，心身医学是医学和心理学的交叉学科，研究的是心理和生理（身体）障碍的相互关系。心身医学（Psychosomatic Medicine），这个名称来源于两个希腊词语："psycho"意为"心灵"，"soma"意为"躯体"。在广义上，心身医学指这种相互关系的所有表现，也就是各种心身失调和心身疾病。因此，在现代医学语言中，"心身医学"这个术语指的既是学科本身，又是该学科研究的对象。

　　现代心身医学是一个跨学科的科研方向，它涵盖了几个科学

分支：

● 心身医学专注于疾病的研究与治疗，因此人们将它看作医学的一个分支；

● 心身医学研究情绪和心境对生理过程的影响，因此可以将它归入生理学领域；

● 心身医学与心理现象和心理机制有关，也与引起心身失调的情绪和行为反应有关，因此它也是一个心理学分支；

● 心身医学研究并采用的方法，能够矫正对身体有害的各种人类情绪反应和行为结构，因此它属于精神病学的范畴；

● 心身医学研究心身疾病和社会关系、生活条件、传统文化、社会态度之间的相互关系，因此也可以将它归入社会学领域。

作为一门科学，心身医学有着悠久的历史。就连古代的医生，包括"医学之父"希波克拉底本人也曾断言：心态在许多方面都影响着身体的健康，并且身体的疾病也影响着心理的健康。难怪有一句名言流传至今："在健康的身体里，有着健康的心灵。"这句名言正好是心身医学的一个例证——如果一个人有健康的身体，那么说明这个人也有良好的心理状态。

1818年，"心身医学"这个术语首次被引入医学领域。德国精神科医生约翰·亨罗斯提出了这个概念，他认为，人的道德品质和让人不安的负罪感，是导致各种疾病和心身紊乱失调的原因。后来，心身医学的概念得到了不断的扩展和补充。人们从20世纪中期开始使用这个术语的现代含义，此后又发表了很多与该课题相关的科研著作，并且成立了美国心身医学学会（1950年）。

起初，在心身医学的形成时期，这门学科旨在消除身体和心理之间的脱节现象，找到两者之间的相互关系，并确定两者的相互作用，因此建立了相当粗糙而片面的心身失调与心身疾病模型。后来，在这门科学的发展过程中，这个模型被更广泛的概念所取代。人们研究了这样的可能性：任何疾病的产生，都是生理、心理、社会因素之间复杂的相互作用的结果，这使疾病的多重因素开放模型得以建立。因此，对不同心身医学表现的研究，取代了狭义上的心身疾病，一套解决问题的完整方法被制定了出来。

心身医学把心身疾病和心身失调确定为研究对象。心身疾病和心身失调涵盖了一类广泛的疾病状态，它们由于心理和生理过程的相互作用，在人体内得以发展、增强。这类疾病状态分为三种类型：

● 心理失调在身体层面上的表现（也就是说，心理障碍"浮出水面"，表现出各种病态的生理反应）。

● 在心理因素（包括各种心理创伤）的影响下，形成生理性的病态现象，以及各种疾病。

● 生理的异常现象在心理层面上的表现（身体疾病和障碍反过来对心理状态和心理健康产生显著影响的情况）。

我们不会详细叙述第三种心身失调的类型，因为本书主要关注的是心理对身体的影响，而不是身体对心理的影响。心身医学中的前两种疾病状态，通常被分为三种类型：转换性癔症、功能障碍和心身疾病。

转换性癔症：转变性歇斯底里

在没有任何客观原因的前提下，人身上却出现了疾病的症状，这样的情况统称为"转换性癔症"，也叫"转变性歇斯底里"。这是一种非常复杂的现象，从表面上来看，它似乎只是对某些疾病的模拟或伪装。转换性癔症的一个最典型的例子就是"癔症性瘫痪"，因此我们试着用癔症性瘫痪的例子对转换性癔症进行分析。下面是一个著名的病例。

一个五岁的女孩因双腿瘫痪被送入医院。女孩的父母吓坏了，对医生说，几天前他们的女儿突然开始行走困难，并且没有任何明显的原因。此后她的双腿开始弯曲发软，很快就完全不灵便了，她甚至没有办法晃动脚趾。当父母把她抱在怀里的时候，她的腿就那样毫无生气地晃荡着；当父母试着把她放在地板上的时候，她的双腿立刻就弯曲起来；当父母帮她坐在床上的时候，她会倒向侧面，或是向后仰倒。

医生立刻给女孩做了全身的检查。他们发现女孩的双腿没有受到过任何创伤，也没有任何的功能障碍。神经系统检查结果显示，女孩的神经系统也未受损。有人怀疑女孩得了脊髓灰质炎。但是就在大家等待化验结果的时候，有一位经验丰富、非常了解儿童心身医学表现的医生，让这对父母带着女孩去儿童心理医生那里进行会诊。

在谈话时医生得知，这对父母不久前给女孩购买了一双滑冰鞋，他们想要把女孩送去花样滑冰学校上课。妈妈在这之前曾多次带女儿到溜冰场，试图教会女儿滑冰。但是小女孩完全不喜欢这项运动：滑冰鞋穿起来不舒服；双腿很累；什么都学不会；摔倒以后还被周围的孩子们嘲笑。

他们本来计划在下周参观花样滑冰学校。妈妈快乐地向女孩保证："你一定会成为冠军的！"但女孩变得更忧郁了。离参观的日子只剩几天了，女孩就在这时突然瘫痪。

在心理医生看来，女孩很显然讨厌滑冰，并且非常害怕去上课，但父母完全不想听她诉说自己的恐惧，她也没办法违抗父母的意愿，于是她的反应就以这样的方式表现了出来。这种瘫痪并不是装出来的，因为她确实无法行走，但同时她的身体并没有任何器质性的病变。因此，瘫痪是由她最痛苦的心理体验造成的。

转换性癔症的本质就在于此。深入到潜意识中的内心冲突转变成了躯体疾病症状，在心身医学中这种转变被人们称为"症状转换"。

实际上，有很多种转换性癔症，我们只分析了其中一种可能的表现形式。各种转换性癔症的严重程度可能有很大的差异：癔症性瘫痪及麻痹、心因性失明、心因性耳聋属于最严重的形式，较轻微一些的表现有心因性呕吐，以及产生各种痛觉；在受到心理创伤的情况下，最常见的转换性癔症为心因性腹痛或心因性头痛。相信很多人都对此有所了解。比如，学生在测验或考试前夕没来得及准备的情况下，腹部突然无缘无故地剧烈疼痛。

因此可以说，当我们在有意识的层面上，无法应对某种复杂的心理状况时，我们的潜意识就玩起了"游戏"，这种"游戏"就是转换性癔症。这种疾病表现出来的症状似乎能给患者带来直接的好处，有助于解决当前的状况。一方面，患者脱离了冲突，不再担负责任；另一方面，情况得到了解决，并且解决的结果对患者有利。

需要特别强调的是，真正的身体疾病，可能多多少少地伴有类似的抑制机制。而在心身疾病的发展时期，可能也存在着某些身体疾病。心理和生理在我们的身体里紧密地相互作用，使我们对心身疾病表现的所有分类都具有相对性。只有那些患癔症性精神病的人，或是具有癔症性人格的人，他们的转换性癔症的表现形式才是最纯粹的。

功能性综合征：器官存在"功能性"障碍

这是第二种心身失调现象，表现为某些单独的器官或者整个身体系统的功能障碍。"功能性"这个术语，指的是某个器官存在功能上的障碍，但同时该器官没有任何器质性的病变。也就是说，它的组织和结构本身没有遭到破坏。比如，可能会有胃部的疼痛和消化系统的恶化，但同时胃本身是健康的，检查结果显示不存在溃疡、炎症或者与其他胃黏膜结构受损相关的疾病。

患有功能性障碍的人有一个特点：病程及症状是非常不确定的。在看医生的时候，他们说自己有很多地方不舒服，但在医生提出确切问题的时候，他们却无法足够明确地表达出自己的症状。他们表达的要么是"有点恶心"，要么是"有点憋闷"，要么就是"有点难受"等。在患有具体的心脏疾病、胃部疾病、泌尿生殖系统疾病，或者其他器官和系统的疾病时，病人会有明显的感觉，这些感觉不仅具有代表性，还只在身体的某个特定部位出现。根据病人对这些感觉的描述，有经验的医生就算不看化验结果也可以做出初步的诊断。

在患有功能性障碍的时候，病人出现的症状是模糊不清的，它们就像马赛克一样，无法构成某种器质性损伤的确切症状。同时，这种疾病状态会伴有各种消极的心理表现，如抑郁、焦虑、毫无来由的恐惧、过度激动、注意力不集中、记忆力下降、失眠、精神疲劳等。

功能性障碍可能会影响胃肠道、心血管系统、呼吸系统、泌尿生殖系统、肌肉骨骼系统的正常运行。功能性障碍的最常见症状是不明确的疼痛感、心律失常、喉咙肿痛、打嗝、呼吸困难、四肢或舌头麻木、身体某些部位有刺痛、起鸡皮疙瘩、寒战、头晕。

由于患者主诉的症状过于杂乱，医生难以做出明确的诊断。检查结果也表明患者没有明显的病理现象。与此同时，可以看出患者确实被他所描述的病痛折磨着，这些病痛让他感到消沉、恐慌，对他的精神和身体有着消极的影响。

导致这种功能性障碍出现的原因，和导致转换性癔症出现的原因是一致的，都是深入到潜意识里的消极心理（如恐慌和抑郁）在作怪。但和转换性癔症不同的是，功能性综合征没有那些明显而清晰的表现，只是一些单独的疾病症状。

有一种理论认为，心身疾病症状能以"疾病语言"反映人的精神状态，这种状态可以用非常富有表现力的句子表达出来，类似"我根本消化不了它""现在我可要头痛了""我简直是束手束脚""为了这件事，我的心简直是七上八下的"等。

心身疾病：完全意义上的"病理性"疾病

这是最广泛的一类心身失调症。心身疾病是"完全意义上的"疾病，伴有器官或系统的各种典型病理性障碍。这就是心身疾病和前两种心身失调症的区别。这些疾病的出现和发展，就像是身体对于某些复杂的内心冲突、压力、痛苦的心理体验做出的应答，这种特征使这些疾病可以归入"心身疾病"之列。同时，假如人具有患某种疾病的倾向，该疾病就会损伤对应的器官和系统，具有"乘虚而入"的原理。

心身疾病这个概念，最早是由弗朗茨·亚历山大在20世纪中期提出并加以使用的。弗朗茨·亚历山大是著名的医生兼精神分析学家，被认为是心身医学的创始人之一。他找出了七种疾病，这七种疾病的产生与人的心理体验有着密切的关系。在相当长的一段时间里，被归为心身疾病的正是"神圣七病"（这是一个心身医学界的常见术语）。

● 支气管哮喘。

● 溃疡性结肠炎。

● 消化性溃疡和十二指肠溃疡。

● 神经性皮炎。

● 类风湿性关节炎。

● 　原发性高血压。

● 　甲状腺功能亢进症（内分泌疾病）。

　　现如今，进入这个清单的疾病数目已经大大增加了，大约包括100种疾病，其中有心绞痛、心肌梗死、偏头痛、各种皮肤和过敏性疾病、肥胖症、糖尿病、软骨病、坐骨神经痛、风湿病和多种癌症。科学家们会继续寻找证据，证明某些疾病在一定程度上和心身医学有关联。

　　现代研究表明，大多数最危险的疾病在一定程度上与我们自身有关，与我们的心理状态有关。即使这些疾病不属于典型的心身疾病，至少也可以把它们归为与心身医学相关的疾病，并且在治疗时需要采取相应的手段。这个观点本身已经不新鲜了。研究人员之前已经做出过假设，认为在心理障碍和身体障碍之间可能有更加广泛的联系，并不仅限于"神圣七病"。早在1927年，著名的苏联内科医生德米特里·普列特尼奥夫就曾这样写道："任何身体疾病都会伴有心理障碍，并且心理障碍是由身体疾病导致的；而任何心理疾病也都无法跟身体症状分割开来。"

引起孩子生病的 6 个潜在心理因素

在做了大量研究之后，人们已经总结出了导致心身疾病反应的主要原因。基本上，每个原因都和一两种心身疾病反应相关。之前介绍的三种心身失调类型，都有一个通用的、典型的原因——心理暗示。

内心冲突

当一个人心里有两种互相矛盾、强度等同的愿望时，我们就可以把这种情况称为"内心冲突"。人性中的两个不同的部分，就像是在人体内开始了一场大战。比如，对于年轻女性而言，这可能是"母亲"角色和"商务女性"角色之间的冲突，即作为母亲，她想要多花时间与孩子相处，而作为商务女性，她又希望自己的工作比较出色，这两种愿望是互相矛盾的。在这种情况下，如果做不到两者兼顾，那么两种愿望的斗争就会导致这样的状况：一种愿望获得了有条件的胜利，而另一种愿望被排挤到潜意识的层面。尽管另一种愿望被压制了，它还是在渐渐地压迫着人的身体，导致心身失调或疾病。因此，内心冲突是引发心身疾病的一个常见原因。

逃避的"好处"

当一个人面临某个棘手的任务，或是不得不忍受某个复杂又讨厌的情况时，这一切会让他痛苦、沮丧，但他却无法找到合理的解决方式。这时，这个人患上了心身疾病，并且事实证明这个病来得正是时候，问题就在潜意识的层面得到了解决。比如，有一个报告人非常害怕做公开演讲，但他没有拒绝做报告的机会和理由，于是他可能在演讲开始前夕失声（转换性癔症），或是感到心痛、头晕（功能性综合征）等。

过去的经历

"过去的经历"，一般指的是人们在童年时期遭受的严重的心理创伤。随着年龄的增长，这些创伤似乎被遗忘了，但实际上它们只是"被埋藏到了心灵最深处"，躲进潜意识里，影响着身体健康。此类原因对于心身疾病而言更具有代表性。

认同作用

认同作用是导致心身失调的一个原因，通常发生在具有高移情能力的人身上。比如说，某个少年的近亲病得很重，或是生某种疾病去世了，而少年对亲人怀有极其深刻的情感依恋，如此一来，少年就会在潜意识层面把自己当作那位亲人。一段时间过后，他身上可能也会出现相似的疾病症状。因此，认同作用可能会导致心身疾病和功能性综合征。

心理暗示

心理暗示能够导致所有类型的心身失调症。这里的心理暗示指的是，一个人没有受到任何批评，却在潜意识层面自动地听取与自己的疾病相关的想法。暗示的来源，可能是被患者认作"权威"的人。在孩子看来，这样的"权威人物"可能是妈妈或者奶奶，她们会对孩子说："你的胃肯定已经坏透了，因为你不喝汤，还经常吃薯片。"从妈妈或奶奶的角度来看，这只不过是普通的训斥而已，但对于孩子来说，这可能就没那么简单了，再过一段时间，孩子可能真的会患上胃病。

自我惩罚

如果一个人在相当长的时间内都被某种负罪感所折磨，那么不管这个罪过是真实的还是想象出来的，这种状况都会使这个人心身失调（最常见的是心身疾病）。这种表现是一种无意识的自我惩罚，有助于减轻负罪感。

总地来说，很多疾病都有遗传倾向，但它们的产生也有客观上的原因（有害的外部因素影响、感染等），儿童个性形成的特点、适应幼儿园和学校的能力、适应同龄人集体生活的能力，还有过去的心理创伤，都是疾病形成的基础。这些因素可以分为以下几种。

（1）总体上的不良生活环境和错误的教育方式。

（2）由于现代社会中的生活不稳定、压力大，父母的情绪过于紧张。

（3）家庭关系的复杂性。

（4）孩子的课程负担极重，需要花费很长时间才能完成功课。

（5）对孩子的评估要求，以及根据孩子的能力（课堂上的学习成绩）对他们进行分类。

（6）学校和家庭不接受孩子的个性，向孩子灌输标准的行为模式。

（7）成人之间的关系传到了儿童的交友圈，孩子也有了"变得更好""成为主宰"等愿望。

（8）不考虑现实的可行性和很多事物的不可预测性，让孩子对自己的行为负过多的责任。

（9）超量的信息负荷。

心理因素是如何影响儿童身体健康的

心身疾病的诱发机制

心身疾病是怎样产生的呢？心身疾病的产生是一个相当长的过程，人并不能在很短的时间内患上心身疾病。某种内心冲突让人遭受了漫长的压迫感，于是人的心理防御机制导致了疾病的产生。我们来仔细分析一下这个过程。

如果一个人长时间地被压力和消极情绪所折磨，那么他的身体很可能就会因为承受不住这样的超负荷而出现异常。未能得到解决的内心冲突，开始渐渐地消耗人的精力和体力。这种情况会导致身体器官和系统的工作失衡。

身体就像一座结构严整的房屋，为了不让这座房屋毁于一旦，体内的心理防御机制就会生效。在这个过程中，潜意识扮演着重要的角色。

当一个人无法在意识层面解决某个问题的时候，潜意识就会像救生圈一样出现在救援现场，然后用自己的方式解决问题。在这种情况下，潜意识的任务就是保护身体的安全。为此，潜意识需要把整个有害的消极情绪变成相对无害的东西。当然，在潜意识的层面解决问题的办法根本不具有建设性，只是用更大的灾难替代了小灾难而已。为了不让忧虑情绪一天天地危害人的身心，潜意识选择了另一条路，那就是把所有消极的东西赶到人的内心深处去。

消极情绪会向心身疾病转换

就在这个时候，消极情绪开始向心身疾病转化，人体内开始形成长期的病灶，只不过它暂时处于一种"沉睡的""冻结的"状态，还没有变成疾病。医学专家把疾病发展的这一阶段称为"心身疾病初起阶段"。

对此，人能在意识层面感到轻松了一些。它就像镇静药物的作用一样——尽管并没使问题得到解决，但已经使其退居次要地位，并渐渐被遗忘，从而不再那么令人苦恼了。这种"沉睡的"疾病接下来会怎么样呢？假如造成心理创伤的情况不再发生，痛苦的情绪就会继续被埋藏在潜意识的底部，疾病也就不会被激发出来。

针对这个理论，可以举一个心理创伤不再发生的例子，但是这种情况是很罕见的。有一个人花了很长时间精心地准备公开演讲，对他而言，这个演讲非常重要，于是他很紧张。不幸的是，他的演讲彻底失败了。为此，他在相当长的一段时间里感到非常沮丧，总是在脑海中回忆这个他觉得羞耻的演讲细节，回想他由于演讲失败而失去的所有特权等。但是他的心理防御机制起效了，苦恼的情绪被赶到了潜意识的深处，取而代之的是初起的心身疾病。后来这个人更换了职业，在新的职业生涯中取得了成功，他再也没有感受过之前的那种苦恼的情绪，"沉睡的"疾病也没有被激发出来。这样的结局很圆满。

可惜这只不过是一个理论上的情景模型而已。在现实生活中，这种情况是很少发生的，因为我们总是会重蹈覆辙。越来越多的新问题堆积在我们的心里，为了支撑这道心理防线，我们需要巨大的能量。然而，能量迟早会用光，各种问题和忧虑情绪却不停地降临到我们的头上。在这种情况下，可能会出现两种结果。第一种结果：防御机制失效了，致使被赶进潜意识里的一堆消极情绪"浮出水面"，这些消极情绪用极其强大的破坏力让我们的心理完全崩溃。也就是说，这会导致精神疾病或者严重的精神障碍。第二种结果：心理防线比重新出现的问题更强大，这道防线拦住了消极情绪，不让它们"突出重围"。但是防线强大的代价就是"沉睡的"疾病被唤醒，心身疾病就此产生。

情况到底会朝哪种结果发展呢？这是一个复杂的问题，心理学家和精神病学家正在对此进行研究。但从根本上来看，这取决于个体的心理特征。临床研究表明，出现的结果大多是第二种。

因此，我们可以得出结论：心身疾病的产生与折磨人的负面情绪有直接的关系。可以这样理解，人身体中的各种情绪不断叠加，在某个时刻达到了饱和的状态，人就得病了。

对此，心理学的主要研究人员之一、著名心理学家西格蒙德·弗洛伊德这样写道："假如我们把某个问题赶进小房间，那么它就会化作各种症状，从窗户里钻出来。心身失调的基础是心理防御机制，也被称作'抑制机制'。我们努力不去想不开心的事情，把问题从自己身边赶走，不去分析，也不去面对。这样一来，被压制的问题就会从社会或心理层面'陷入'身体层面。"

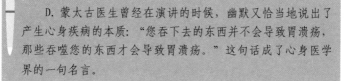

　　D. 蒙太古医生曾经在演讲的时候，幽默又恰当地说出了产生心身疾病的本质："您吞下去的东西并不会导致胃溃疡，那些吞噬您的东西才会导致胃溃疡。"这句话成了心身医学界的一句名言。

同一个人身上可能存在好几种心身疾病的进程

在同一个人身上可能同时存在着好几种心身疾病的进程，而且每一种心身疾病可能都处于不同的发展阶段：其中一种心身疾病已经处于发作阶段，另一种处于"沉睡"阶段，而第三种还处于把负面情绪赶往潜意识的阶段。心身疾病还经常伴有其他的心身失调反应。

还有一个非常令人讨厌的现象，叫作心身疾病循环。人因为遭受了心理创伤而患上心身疾病，但疾病对人的生活产生了极大的影响，于是这个疾病变成了新的心理创伤。一切都沿着这个闭环无限循环下去——病得越重，人就越痛苦，但同时，人越痛苦，病得就越重。

然而，在问题中也隐藏着解决办法。假如人能够有意识地重新审视自己对于疾病的态度，学会与疾病共处，并且不再"反复咀嚼"那些与疾病相关的黑暗想法和情绪，那么你就可以通过这些改善你的身体状况，使疾病得到缓解。但是不要因此而认为疾病就永远消失了，它只是回到了"睡眠"状态，等待新的负面情绪引爆它。

最后还需要说，心身疾病的发展与个人品质无关，也与智力发展水平无关。哪怕一个人再仁慈，也会感受到压力和委屈；哪怕一个人再聪明，也会有无力控制自己情绪的时候。在生活中，产生消极情绪的原因有很多，但是大部分心理问题及心身疾病的问题，都是从童年时期开始的。因此，父母需要为孩子做出努力，把这些问题的影响降到最低，该做到的都要做到，不要让糟糕的家庭关系成为孩子患上心身疾病的理由。

第二章

关注儿童生病的 5 大心理诱因，

让孩子不再病由心生

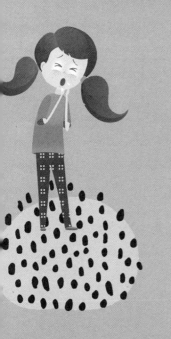

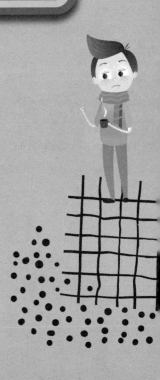

孩子属于最易患身心疾病的人群

如果孩子经常生病，那么这对于父母或孩子来说都是非常痛苦的。为了保护自己的后代，父母什么都会做：定期带孩子去看医生，遵循医生的所有建议，注意孩子的营养，不让孩子着凉，在急性病毒性呼吸道感染和流感爆发的时期，不让孩子去人流量大的地方。但有一些孩子就像是被诅咒了一样，任何的预防措施对他们来说都没有用，隔三岔五就会病一回。

对于这种爱生病的孩子，父母必须了解的是，孩子生病的原因并不一定是他的免疫系统薄弱，也不一定是他的身体器官出现了严重的问题。于是，经常会发生这样的情况：就算去最好的专家那里就诊，在给孩子检查身体的时候，也查不出任何临床意义上的病症。但事实就是，孩子的确在生病。

做了治疗，喝了药，孩子身体状况在一段时间内似乎有所改善，但是再过一段时间，那些身体不适的症状就又回来了，之后疾病再次爆发。在这样的情况下，很有可能是我们分析过的心身失调症在作怪。这说明，孩子不仅有身体的健康问题，还有心理的健康问题，只靠儿科医生的帮助是不够的，还需要咨询心理医生或是儿童心理治疗师。只有他们能找出并消除孩子心理层面的问题。

总之，应当指出的是，心身疾病是21世纪儿科医学的主要问题之一。患有胃肠道疾病、心血管系统疾病、泌尿系统和胆囊疾病、哮喘、糖尿病、各种过敏症的儿童的数量每年都在增加。并且儿童医疗保健服务的质量就算没有变得更高，至少也保持着稳定的水准。这说明，造成儿童心身疾病发病率增长的原因是内在的，应该在孩子身上、在孩子的周围环境中寻找原因。

心身疾病在成年人群体里也越来越常见。研究表明，在绝大多数情况下，心身失调的根源可以追溯到学龄前期。这与儿童早期情绪反应的特点有关。青春期到来的时候，心身疾病已经成了"盛放的花朵"。

有数据证实，在最近十年间，三分之一的孩子患有自主神经功能紊乱，五分之一的青少年血压不稳定（高血压和低血压初期阶段），四分之一的孩子在胃肠道疾病、肺病、心脏病或内分泌医生那里做了登记。

　　那些传统意义上的老年疾病，如动脉粥样硬化，发病的年龄也在最近几年呈下降趋势——在孩子十二三岁的时候，这种疾病就可以显露出来。因此，孩子属于最容易患心身疾病的人群。

儿童时期产生疾病的心理原因

　　孩子患上心身疾病、产生其他心身失调现象的原因，和成人的患病原因是一样的，形成机制也完全一致。孩子并不总是能处理好负面情绪、涌现的消极情感及精神上的不适感。他们甚至无法彻底明白自己身上发生了什么，不知道自己正在经历的这些事情可以用哪些词汇来形容。直到青少年时期，他们才能对这些情绪有所认识。

　　小孩子会有模模糊糊的压迫感，对某件事感到不满，但他们通常不会诉苦，因为他们不知道如何描述自己的状况。成人在心理压力大的时候会采取一些办法，但孩子并不懂得如何消除心理压力，这就让情况变得更加复杂了。也正是由于这个缘故，心身疾病更容易在儿童时期产生——毕竟孩子抑郁的心理状态迟早会引发身体层面的反应。孩子也许会患上心身疾病，这是一种顽固的疾病，会长期折磨孩子，并伴随孩子进入成年生活。也可能会产生更短暂的疾病状态：孩子无法用其他方法应对折磨他的问题，在这种情况下，他会无意识地触发一种机制，使身体出现疾病的症状。

很多妈妈肯定都碰到过这种情况：孩子不喜欢上幼儿园，他会闹脾气，哭鼻子。再过一段时间，孩子意识到自己平常的抗议行动还不够，开始抱怨身体不舒服，要么是肚子疼，要么是头疼。在某些情况下，孩子只是在装病耍花招，但很快就会被警惕的父母发现并制止。不过，如果孩子确实有各种各样的疾病症状，如咳嗽、感冒、发热、腹泻、恶心等，那么就要考虑一下孩子是否患上了心身失调症。

应当把孩子易患心身疾病的原因，视作一系列问题的综合作用，即身体、心理和社会的综合作用。

身体因素

儿童在成长早期受到了某些影响，使得身体容易患某种具体的疾病。这样的影响与儿童身体的某些特征一起被称为身体因素。

● 对某种疾病有遗传易感性（父母或近亲患有此类疾病）；

● 母亲在怀孕的头几个月患有并发症，或者在胎儿的身体器官形成期间，母体的妊娠过程受到了一些有害影响（抽烟、喝酒、心理创伤、传染病等）；

● 儿童身体的神经动态变化，也就是各种各样的中枢神经系统功能障碍；

● 婴儿出生后头几个月感染葡萄球菌；

● 儿童成长早期身体内激素失衡，或者身体的新陈代谢出现异常。

由于这些因素的作用，孩子身体的某个系统可能会被削弱。我们上文提到过，心身失调症是根据"乘虚而入"的原则产生的。这意味着，心身疾病不会随意产生，它会选择打破身体内出现故障的薄弱环节。但是假如心理机制不起作用的话，这种故障本身是不会导致疾病的。因此研究心身失调的科学家认为，尽管身体因素有着不言而喻的重要性，但对于心身疾病的产生而言，起主要作用的还是社会心理因素。所有对儿童的人格形成产生不利影响的因素，都会使孩子感受不舒服，让孩子无法正常地适应幼儿园和学校生活，妨碍孩子与其他儿童建立平等的关系。

社会心理因素

　　社会因素包括儿童的总体生活条件、与同龄人的关系、与上小学或者上幼儿园相关的问题等。心理因素通常会和社会因素紧密地交织在一起，并不断地相互作用。总的来说，社会心理因素包括家庭关系的特殊性、教育方式、孩子的某些个性特征等。

　　心理学家找出了几个最有代表性的儿童性格特征，这些性格最容易导致心身失调。其中包括：

● 对所有的外部事件和情况都过于敏感，小小的不愉快就可以导致抑郁（"敏感的孩子"）；

● 对外部世界的某些事件做出不合适的过激反应（"易怒的

孩子"）；

● 难以适应新环境和新影响，伴有负面情绪的爆发（"任性的孩子"）。

此外，容易患上心身失调和心身疾病的孩子，经常会有这些性格特点：封闭、焦虑、不自信、胆怯、疑心重、孤僻。易患转换性癔症的孩子例外，对他们而言，比较有代表性的性格特征是爱表现、渴望被关注。

引发儿童心身疾病和其他类型的心身失调症的社会因素主要包括：

● 家庭中的错误教育方式；

● 单亲家庭；

● 家庭中出现过某种造成心理创伤的情况，或是有一系列类似的情形对孩子有长期的影响；

● 与学前教育机构有关的负面情绪，以及学校里的紧张情况；

● 生活水平低，尤其是不得不跟生活更富裕的孩子经常打交道。

一些儿童心身医学研究人员，把儿童与母亲的沟通单独归为导致儿童心身疾病的一类心理因素，并且认为"与母亲的沟通"是最重要的心理因素之一。他们列举了一些失败的母子沟通类型。

沟通不足

孩子的家中要么没有母亲，要么母亲经常忙碌，无法给予孩子足够的关心和照顾。

过度沟通

过度沟通是与第一条相反的类型。此种类型意味着母亲经常围绕在孩子身边，无休无止地给予孩子关心和照顾。当作为母亲的女性没能实现自己的个人价值时，通常会发生这种情况：她会经常围着孩子转，喋喋不休地教育孩子，以此来填补自己的人生空白。

沟通不均衡

出于某些原因，前两种交流类型交替出现。对于孩子而言，这样的交流看起来无法预料，也让人难以理解。母亲要么好几个星期不理会孩子，忙着做自己的事情，要么突然一门心思地扑到孩子身上，时时刻刻都不让孩子从自己身边离开。当母亲既需要花时间陪孩子，又需要花时间进行职业发展，并且无法很好地兼顾这两件事的时候，通常会导致以上情况的发生。在单亲家庭和低收入家庭中也可能会有类似情况，在这种家庭里，母亲需要担负起养家的责任，必须要做好几份工作才能养活自己和孩子。在有了空闲时间以后，这样的母亲会努力把错过的东西都补上，用过度的、近乎病态的关心和抚爱填补孩子缺失的关注。

流于形式的沟通

当母亲基本不参与孩子的教育，也几乎不照顾孩子的时候，就会出现这种流于形式的沟通类型。还有几种情形，也会导致这种沟通类型的出现：夫妻关系极度不和谐，且这种不和谐占去了妻子的所有注意力；父母离婚，孩子与父亲一起生活；母亲积极地搞好自己的个人生活；父母把生意放在第一位，孩子被交给保姆来带等。总之，这类家长用玩具、糖果、新衣服和其他的物质补偿，来代替父母对孩子的爱和关怀，代替现实的交流沟通。

儿童的年龄不同，其所对应的社会心理因素的含义也不同。比如，对于年龄较小的孩子来说，与母亲交流相关的因素是最重要的。对于青少年来说，最严重的社会心理因素是错误的教育方式和社会地位问题。

儿童情绪调节不畅的因素

前面提到，儿童情绪反应的特征造成了儿童心身疾病的特征。产生心身疾病的时期主要是在学龄前，这与他们的情绪类型有直接的关系。这些情绪特点可以归结成什么呢？它们又是怎样成为儿童心身疾病催化剂的呢？

幼儿的情绪，持续时间短

与成人持续好几个小时的情绪相比，幼儿的情绪往往非常短暂，就连最鲜明的情绪也会迅速消失，被孩子那些稳定而熟悉的情绪背景所代替。但是孩子的情绪（尤其是负面情绪）一般比成人的情绪激烈得多。在儿童2~5岁的时候，情绪反应的强烈程度可能大大超过了刺激的程度。所有父母都熟悉这样的情形：任何小事都会让孩子迅速大哭起来。在孩子哭泣的时候，他们的痛苦可能占据了整个身心，但是再过几分钟，眼泪就会停止。即情绪爆发得快，收回得也快，并且很快就燃烧殆尽。大自然以这样的方式保护幼儿的心理，不让他们受到严重的心理创伤。毕竟，比起像成人那样任由负面情绪慢慢燃烧、渐渐侵蚀心灵来说，让负面情绪一下子爆发出来是更有益的方式。

短暂的情绪反应，会损耗极大的心理能量

就像世界上的一切事物一样，短暂的情绪反应也有其缺点。对于个别现象来说，这样剧烈的情绪反应是有好处的：碰伤了，啜泣一阵儿，就没事了；害怕了，哭一会儿，就平静了；生气了，大喊几声，就过去了。但如果造成心理创伤的情况一直存在，并且持续对孩子造成压力的话，那么尽管孩子爆发出来的消极情绪很短暂，但是频繁地爆发也会导致不良的结果。这样的情绪反应需要损耗极大的能量，会将孩子的心灵侵蚀殆尽。因此比起成人，孩子的心理防御机制（以心身疾病症状为表现）会更加迅速地生效。对幼儿来

说，疾病的"睡眠状态"（也就是心身疾病初起阶段）非常短暂，疾病很快就被激活，有时会在极短的时间内发作出来。

在临床实践中，儿科医生经常遇到类似的情况。以下是几个有代表性的例子。第一个例子非常鲜明，是20世纪发生的事情。当时幼儿园里有乡下小屋，孩子们在夏天的时候会被带到郊外居住。有个三岁的小女孩被送到幼儿园时正好赶上仲夏时期，没过几天孩子就被送到郊外小屋去了。大多数孩子在刚开始上幼儿园的时候，都会感受到极大的压力，更何况这个小女孩还与父母分开了。这是极大的心理创伤，不断地影响着小女孩，最后她在短短三天的时间内患上了糖尿病。第四天，当妈妈去看望小女孩的时候，发现她已经陷入糖尿病昏迷的状态。

还有一个例子的情况也很严重。有个五岁男孩疑似患上了儿童传染性疾病，必须被送往医院。他住的病房被隔离了。出于某种原因，男孩的父母都不能留在医院里陪他，照顾他的只有医护人员。可以想象孩子的心理状态：第一，他被吓坏了，因为他觉得自己可能患上了严重的传染病；第二，他被安置在一个不熟悉的环境里；第三，父母不在他的身边。检查结果显示，男孩没有患上传染病，之前的症状都是假性的。

但在住院期间，他的健康状况急剧恶化，胃部出现了剧烈的疼痛。医生给他做了胃肠道检查，结果显示，就在几天的时间内，孩子的胃壁上形成了好几个坏死灶。在这之前，孩子从来没有过胃肠道的问题，也没有在胃肠道医生那里登记观察过。也就是说，男孩的心身疾病在短短几天之内就发展到非常严重的阶段。

孩子的心身疾病发展极为迅速

在临床中，类似的例子还有很多。有一些不太严重的情况，与轻微的心理创伤有关，也与引发的较为温和的心理反应有关。但是这些例子都有同样的特征：孩子的心身疾病发展极为迅速。如此迅猛的疾病发展特点，是学龄前儿童所固有的。因此可以认为，儿童心身医学的特点在于，心身疾病反应与心理创伤的大小不成正比。也就是说，身体的疾病反应是由心理创伤导致的，但是与孩子受到的心理创伤相比，身体的疾病反应要严重得多。

孩子是否爱生病，与其性格有关

我们必须要考虑到一个事实：不同的孩子会有不同的情绪。对于相同的外部刺激，孩子们可能会做出几乎相反的反应，这一切都取决于孩子本身的性格特点。比如，在有陌生人接近的时候，某个孩子可能会害怕，并且躲到妈妈身后，而另一个孩子会开始微笑，表明自己已经准备好与人接触；对某个孩子来说，去理发店是一种享受，但另一个孩子可能会歇斯底里地大发作；某个孩子喜欢小狗，但另一个孩子可能非常害怕狗。因此，不同的心理反应都有各自的原因，这已属于心理治疗的问题。

因此，我们总结：每个孩子产生心身疾病的原因都是独特的，尽管存在总体上的趋势。上文中列举的心身疾病的产生因素，必须要通过孩子本身的个性反映出来。对于儿童心身疾病的作用机制，这些因素只能给出总体的概念。

家庭环境导致孩子心理创伤的 6 个因素

21世纪的生活节奏和生活方式产生了很多不利的因素。成人可能会抱怨的一切，如多重压力、情绪超负荷、精神过于敏感等，同样也会对孩子产生影响。

正是在这种情况下，孩子的身体接过了这根"接力棒"，开始解决问题。那些不能被孩子的语言表达出来的事情，却被孩子的身体以疾病的方式展现出来，而且这些症状反复出现，有些还无法治愈。

> 最容易患上心身疾病的一类孩子，就是所谓的"问题孩子"。这些孩子的情绪表达反应过于激烈，每件小事都会成为他们生气的理由。在负面情绪的影响下，他们表现得像一群小野人，毁掉玩具、上前打架等。

小孩子的父母需要好好理解儿童心身医学的本质和特点，不能等到孩子长大，能够组织语言诉苦的时候再去解决问题，因为可能会彻底错过时机。当然了，父母并不是专业的心理医生，他们不可能知道儿童心理学的所有细节，也无法通过微妙的迹象来解读问题。但是，父母至少需要知道应当格外注意什么，什么样的因素会导致负面的结果。简而言之，我们会在这里列举家庭中导致儿童问题的主要来源，再单独用一章的内容举出具体的例子，详细讲述家庭中导致心理创伤的情景。

忽视孩子的实际年龄特征和心理需求

不考虑孩子的实际年龄特征和心理需求，用特定的行为模式去束缚孩子，或者用父母的作息习惯制定出错误的日程安排。这些行为模式适合父母，但不适合孩子。

孩子缺乏父母的爱抚和理解

父母对儿童问题的关注度不够，纯粹从成人的角度去看待问题："等他长大了就会忘掉这些蠢事的""不能纵容孩子胡闹，不然他会被宠坏的""我们从小受的教育就很严格，也没什么关系啊，我们成了相当不错的人"。当然，这当中有一部分真理，即不应该无条件地满足孩子所有的任性要求。但是父母必须把这些"任性"的要求视作一种信号。这些信号说明孩子缺少某些东西，而父母的任务就是弄清楚孩子到底缺少什么。可能孩子缺少的，并不一定是他自己要求的东西（经常买新玩具、不去上幼儿园、看好几个小时的动画片等）。孩子提出要求，其实是在用自己既能理解又能做到的方式，来努力摆脱负面情绪。实际上，我们可以说孩子只不过是缺少来自父母的温暖，而孩子的童年生活也缺少父母的参与。

缺少让孩子能进行独立活动、游戏的条件

即使是小孩子，从他能独立在房子里走动开始，他也能感受到私人空间、个人小角落的重要性。在这个小天地里，他会感到自己完全是一个主人。在学龄前，他并不一定非要有一间儿童房，有这些东西就够了，即一张桌子、一个放玩具的地方、两个用来存放书

的书架等。

对其他孩子（兄弟姐妹）的嫉妒

假如家里有好几个孩子，那么父母的任务就是把注意力、温柔和关心平均分配给他们，当然也要平均分配礼物和新买的衣服。如果总是让小的孩子穿哥哥或姐姐的旧衣服，那么这个孩子可能会很难过；如果总是给小的孩子送礼物，那么他的哥哥或姐姐就会生气、嫉妒。这一切似乎都是小事，但是它们可能会严重影响孩子的健康。

孩子与母亲分离

如果妈妈因为生病入院或是其他原因，必须长时间离开孩子，要跟孩子分别很长时间，这势必会影响孩子（尤其是学龄前的孩子）的心理情绪状态。当然了，有时候这样的情况是不可避免的，但在这时，其他的家庭成员应当让孩子感觉到自己没有被忘记和抛弃，让孩子知道妈妈是爱自己的，妈妈的离开只是暂时的。

小孩子在与亲人（尤其是妈妈）分别的时候，会感受到巨大的压力，他的活跃度会立刻降低，胃口变差，还睡不好觉。因此并不是所有孩子都可以轻松地适应幼儿园生活。

家庭成员间对孩子的教育方式不统一

假如妈妈和爸爸提的要求不一样，而奶奶又对孩子没有要求，任何事情都允许孩子做，就会让孩子感到迷惑。他的内心会出现非常强烈的冲突，这个冲突仅凭他自己的力量是无法解决的。这些内心冲突就像是"非常肥沃的土壤"，非常适合孩子心身疾病的"生长"。

以上这些只是父母应当注意的最基本的因素。在家庭生活中，还有很多可导致心理创伤的常见情景，这很大一部分都与父母惯用的教育方式有关。很多教育方式，如焦虑多疑的方式、不接受孩子意见和建议的方式、过于社会化的方式、以自我为中心的方式等，都可能会成为导致孩子心身失调的直接原因。

学校对儿童心身问题的影响

课程多、课业重，使孩子心累

不仅家庭中会有压迫孩子的各种心理问题，学校里也会有。学校的课程不仅难学，还常常是超负荷的。假如低年级的学生还能或多或少地休息一下，在学习之余进行一些体育活动和娱乐活动，那么高年级的学生几乎没有这样的机会。学生们每天要花七到八个小时的时间，坐在学校的课桌前上课或者坐在家里的写字台前做作业。这几乎相当于成人一天的工作时间。而根据脑力活动的强度和能量消耗的多少，我们很难说是成人更累，还是孩子更累。

对于身体虚弱、易患某些疾病的孩子来说，这样的学习节奏实在是过于繁重了。除此之外，学习分数高低的排名经常会压迫孩子的心灵。孩子害怕成为"没有天分"的人，这种恐惧导致他们的神经高度紧张。如果父母虚荣心强，对孩子的要求过高，那么情况就会更严重。

应试一刀切的教育模式，扼杀了孩子的特殊天赋

我们所有人都很清楚，上学的时候，每个老师都很重视学生的各科成绩，要求学生好好地掌握学科的内容。他们很少去想不同的孩子会有不同的天赋，这个学生的强项是这个科目，而另一个学生的强项是那个科目。有的学生学习起来非常困难，但是有其他的天分，如音乐天赋、绘画天赋、表演天赋等。然而，学校对所有人的要求都是一致的，学生必须把文科、理科和体育都学好。这常常是导致心理创伤的一个最强烈的因素。

在总体高负荷的背景下，这样的问题会把孩子打垮。面对不喜欢的课程，有的孩子流下了眼泪，有的孩子对自己摆摆手，承认自己是"落后学生"，甚至抗议地表现出自己的"愚蠢"。有的孩子因为长期学习成绩差，产生了神经官能症或是抑郁症。有些孩子攥紧拳头，用尽自己最后的力量博取高分，放弃了自己的爱好，也不再和朋友们过多交流。不管怎样，所有的孩子都吃了很大的苦头，

感受到了令人抑郁的负面情绪。这些情绪会影响他们的身体健康，导致心身疾病的产生。

选特长班时，父母的独断也让孩子很受伤

如果有机会根据孩子的兴趣和愿望，把孩子送进相应的专业班，那当然很好。但是，首先，并不是所有的学校都有专业班。其次，通常专业的划分是从高年级才开始的，而心身问题出现的时间要早得多。最后，父母并不总是能倾听孩子的意愿，也不能正确评价孩子的能力。

父母经常凭自己的选择把孩子送去专业班或者侧重某些专业的学校，希望孩子进入父母选择的大学。这时，孩子不仅要应对各种困难和负面情绪，还必须适应著名的班级和学校，这样才能不辜负父母的期望。

还有，孩子本身的自尊心也变强了，尤其是在青春期的时候。无论孩子如何逞能，如何夸口说自己不担心学业成绩，不在乎老师的态度和父母的想法，那些负面情绪也无法消除，只是又一次被赶进了内心深处。

家校共育，别忽略孩子在校的情绪表现

我们看到，即使孩子的家庭环境良好，在成长的早期阶段避免了心身失调的问题，但在入学之后，他仍然会遇到新一轮的问题。学生比以往任何时候都需要父母的支持和理解，父母应当是孩子的同盟。课程就是课程，要求就是要求——这是客观因素，但是父母可以尽可能地消除孩子在学校相关的压力和负面情绪。

如果父母关心孩子的健康，那么他们首先要关注孩子的情绪状态。不要施压，不要逼迫孩子追求好成绩，相信孩子，不要让孩子去做自己不喜欢也不擅长的课外活动。在任何情况下，父母都应该和孩子保持朋友关系，而不是扮演监督员的角色。从学校回到家里的孩子想要的是舒适感，而不是压力。必须让孩子独立地分配时间，确定自己什么时候要休息，什么时候开始做作业。

还有非常重要的一点：假如孩子想分享一些与学校相关的经历，那么父母绝对不可以置之不理，或是推迟谈话的时间。也许，父母让孩子把话说出来，倾听并表示关心和理解，这对于孩子来说已经是治疗心身疾病的良药了。

成长阶段不同，心身疾病的诱因亦不同

心身疾病最早可追溯到胚胎期、婴儿期

心身医学界的最新研究结果显示，导致心身疾病的潜在原因，可能会在孩子成长发育的极早期出现——婴儿期或是胎儿在母亲子宫内的发育期。看起来，这样的假设似乎是毫无根据的，很多人认为胚胎连心理状态都不会有，就更不要说情感和情绪了。但实际上，一切都没有那么简单。在怀孕的时候，母亲的情感状态会对胎儿出生后的健康产生极大的影响。很难确定地说，疾病是从妊娠期开始的，还是从孩子出生的时候开始的，但是，我们无法否认这种联系的存在。

"计划外怀上的孩子"，易播下胎儿期心身失调的种子

这些数据是在给所谓的"意外怀上的孩子"的准妈妈做检查的时候得到的。准妈妈把这次计划外的怀孕，当成了一件郁闷和纠结的事情，因为怀孕破坏了她之前的计划。这样的孩子在出生后，立刻就表现出各种各样的心身失调症状，并且这些症状与典型的心身疾病相关，包括支气管炎、先天性支气管哮喘、神经性皮炎、胃溃疡或十二指肠溃疡、各种类型的过敏、营养不良及呼吸系统疾病。正是因为孩子患上的恰恰都是心身疾病，所以这能具体说明孩子并不是总体上身体虚弱，而是出现了心身问题。

> 科学家以心身疾病的早期发展为基础提出了一些假设，其中一个假设是这样的"意外怀上的孩子"之所以会患上心身疾病，是因为他们的妈妈总是会想"这个孩子来得太不凑巧"。并且这些妈妈的心中有太多宣泄出来的情绪和压在心底的情绪。

为了让胚胎能够正常成形、发育，很重要的一点是准妈妈在怀孕的时候要有积极的情绪状态。为此，准妈妈需要丈夫、亲人和朋友的支持。在这个重要的时期里，任何的消极情绪、任何的情绪失衡，都可能会使孩子的身体里产生病灶。疾病要么会在孩子出生后立刻显

现，要么会在孩子出生后的头几个月内显现。就算准妈妈本身想要孩子，期待孩子的出生，周围的人对她的态度，也会强烈地影响她的情绪状态。委屈、爆发的嫉妒、缺乏爱和关注、被抛弃的感觉，都会引发她最强烈的负面情绪，而这些情绪又会对孩子产生影响。

产后妈妈的负面情绪，能第一时间传给婴儿

在分娩之后，母亲的心理情绪状态也会对孩子产生更大的影响。在出生后，孩子与母亲分开，虽然孩子成了独立的个体，但是在出生后的头几个月，母子之间仍有非常紧密的联系。对孩子来说，妈妈是他的整个外部世界，他能敏感地捕捉到来自这个世界的所有信号。母亲所有的恐惧、担忧、焦虑，都会立刻传给孩子。虽然孩子的身体和母亲分开了，但他暂时还跟母亲分享同一片情感领域，这个领域里出现的任何负面因素，都会以最严重的方式影响孩子的健康，然后为患上心身疾病埋下隐患。毕竟婴儿还没有感知情绪的能力，更没法理解自己身上到底发生了什么。

正因为这个缘故，我们才说母亲在孕期和产后的积极情绪，是非常重要的。充满爱与关怀的亲人，尤其是孩子的父亲应该用尽一切力量让女人平静、幸福，不要让女人焦虑、发怒，也不要让她过度疲劳。这不仅能让家庭关系和谐，还能让孩子免受早期心身疾病的困扰。

上学后，心身疾病表现得最明显

在学龄前儿童身上虽然可以观察到心身疾病，但是在孩子开始上学之后，疾病会表现得最为明显。在这个时期，儿童的生活有了重大的改变，出现了孩子无法解决的新困难，而疾病的产生，就是孩子对于困难的反应。

在家庭关系破裂、教育方式不当时，孩子经常会表现得非常幼稚。与成人不同，孩子无法离开，也无法拒绝上学、违抗父母的意愿，因此承受极大的痛苦。每个孩子都有自尊心和自豪感，而襁褓中的孩子渐渐长大，随后开始上幼儿园、上小学，孩子得到的关注越来越少，但是要遵守的规则却越来越多。

与此同时，孩子的个人情绪仍然没有引起任何人的注意。很多孩子都被负罪感、孤独感、绝望感折磨着，他们认为自己是失败者，并且受到了羞辱。有时这种情况经常发生，而父母却完全没有注意到。

当父母对孩子提出的要求过高时，孩子患心身疾病的风险就会变得非常大。为了不辜负父母的期望，这些孩子付出了极大的努力，并且将同龄人视为竞争对手。在父母的影响下，他们有了过高的自尊心，而这样的自尊心会发展成不良的性格，如妒忌别人的成就，或者对那些比自己更强、得到大人夸奖的孩子，表现出敌对的态度。

在这样的背景下，孩子的"胆汁型"特征和"溃疡型"特征会逐渐形成，消化器官迅速地对压力和负面情绪做出反应，而个性特点会导致相应的疾病，如胃炎、胃溃疡、十二指肠溃疡、溃疡性结肠炎。

那些接受了这种教育、本身能力又不强的孩子，在陷入这种长时间的斗争后会形成逐渐增强的心身反应，疾病也随之产生。他们对所有失败和过错的认知都过于敏感，不仅不理解身体发出的信号，还不愿意放弃。

接下来，脆弱的孩子开始变得易哭、易怒，孩子的整体身体状况也开始变差，因为出现了头痛、失眠和其他不适症状。要知道，由于神经持续紧张，儿童的身体正承受着超量的负荷，使其变得敏感、暴躁，此时父母会把孩子当作成人，听从孩子的话。

当父母对孩子的教育带有情绪上的排斥时，孩子会下意识地产生自卑心理，但是不甘心就这样安于现状。意识到自己缺陷的孩子，会做出反抗和发奋的行为，努力用各种方式证明自己才是更好的，试图获得别人的承认。孩子为此耗费的精力大大超出了自己本身的能力。这样的努力，压制了孩子的自我保护本能，使他无法了解自己身体发出的"信号"。

尽管孩子身体虚弱、容易疲劳，有不适的症状，但他仍然在顽强地向其他人证明自己值得尊重。这样的孩子，在学校里就已经表现出了虚荣心和不可思议的毅力，但由于要忍受各种失败，所以变得焦虑和担忧，进而使身体出现问题。

成长中不同性格的孩子，会产生不同的心理疾病

有些父母会对孩子做这样的暗示：社会上的成功是不可或缺的。于是，"成功"就成了孩子心中最有价值的东西。为了获得成功，孩子会表现出服从，失去自己的童年。对这样的孩子而言，与同龄人一起玩耍没有什么意思，他更喜欢和像自己一样严肃的孩子交往，或是和成人交往。假如孩子的性格很强，他就会沿着成人的路走，并且最终获得社会上的成功。而性格柔弱的孩子会表现出患上心身疾病的迹象。受到此种教育的孩子，从幼儿园时期就会出现神经紧张、脾气暴躁、睡眠不良的特点，显示出消化道的功能障碍、血压下降、心脏活动的功能性紊乱等问题。

如果父母的性格焦虑又多疑，那么他们也会把自己的孩子培养成焦虑而多疑的人。这样的孩子会怀疑自己的能力，认为自己终将失败，并且不能完全信任父母、老师和同龄人。他们缺乏某些个性特征（如嫉妒心和虚荣心），但是对待任何情况都高度敏感，对一切事物都感到害怕、恐惧。为了避免失败，这样的孩子会努力完成所有的目标，做出远远超出自己能力范围的事情。被恐惧所驱使的他们，容易患上心脏病、肺病或者肾病。

孩子可能真没病，只是"疑心病"作怪

有心身问题的孩子，有时患这种病，有时患那种病，导致父母甚至根本搞不清楚患了什么病。不安的父母不停地忙着问诊，带孩子辗转于各个医学专家之间。只要孩子的身体状况发生了变化，不管这种变化有多小，他们都会一直加以留心。这些父母几乎一直陪伴在孩子身边，关注着孩子，但是尽管他们做出了诸多努力，情况却仍然在恶化。

青少年和成人的这种习惯被称为"疑心病"，当一个人经常过度关注自己的身体状况，发生一点点变化都要疑神疑鬼时，我们就会说，这个人有"疑心病"。这样的人会缠着医生，请求或者要求医生治愈他的疾病，减轻他的痛苦，但医生并没有发现疾病（至少是没有发现与他描述的症状相对应的疾病）。有时候，有"疑心病"的人不仅仅是幻想自己有"毛病"，并在自己心里夸大疾病的严重程度，还会真正患上这种疾病。

与此同时，诊断出来的疾病，可能会呈现出不同的严重程度。最终，医生已经很难把这样的人称为"疑心病"病人了，因为疾病确实开始发展了。

假如孩子的身体不断地表现出疾病症状，那么就该站在心身疾病的角度进行仔细的观察，并且找出导致这些症状的真正心理原因。

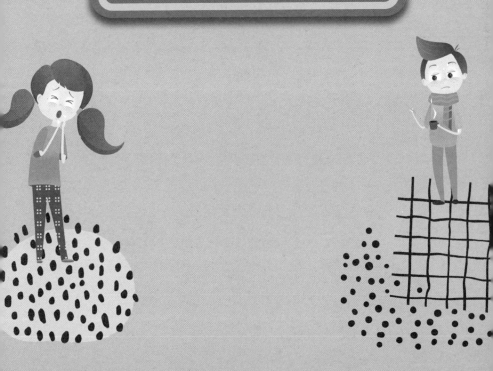

第三章

❤ ⋯⋯ ❤ ⋯⋯ ❤ ⋯⋯ ❤ ⋯⋯ ❤ ⋯⋯ ❤ ⋯⋯ ❤

家庭不良环境对儿童心身疾病的影响

家庭环境对孩子的情绪和健康有很大的影响

　　儿童心身疾病的产生，常常是由家中的不良心理环境导致的。这通常和父母之间的家庭内部冲突有关，并与各种外部状况（与亲属的关系等）、教育特点，还有家庭中发生的事件（二胎的出生，爷爷奶奶、姥姥姥爷的到来）有关。

　　假如一个人遭受了心理创伤，那么他的身体就会做出反应——出现负面情绪。重复出现的负面情绪肯定会导致负面结果。

　　急性的精神创伤和孩子受到惊吓、恐吓有关，并且会引发精神负担。周围的人能注意到精神创伤的表现，因为孩子会对发生的事情做出自然的反应。急性心理创伤的原因可能是父母离婚、家庭成员或者亲戚的死亡。有时候，孩子会被突然出现的意外事物、陌生人吓到。孩子的特点就是心灵容易受到伤害，父母之间过于响亮的谈话声、对某些不易理解的事件和事故的讲述、电影等，都会吓到他们。在这之后，年幼的孩子经常会在夜晚被噩梦吓醒、尿床、哭泣。孩子是否能承受住这些造成心理创伤的情况？一切会不会再重演？这都取决于父母对情况的理解是否到位。

在大多数情况下，孩子受到急性心理创伤后会逐渐好起来。慢性精神创伤导致的后果要严重得多。比如，当孩子经常处在神经紧张的氛围中，或是经常陷入神经紧张的状态，虽然刺激因素没有那么强烈，但是它会一次又一次地产生影响，紧接着就会导致不良的结果。因此，家长要重视家庭环境对孩子心身健康的影响。

父母关系对孩子心理的影响

父母关系不良，容易使孩子产生急性或慢性心理创伤

父母关系会对孩子的健康和性格的形成有很重要的影响。假如父母关系不够好，那么家中的冲突是不可避免的，而孩子成了冲突的见证人，并且会迫不得已地参与到这些"战争"中去。根据家庭的心理环境和发生的事件，孩子要么会遭受到急性的心理创伤，要么会经常处在神经紧张的氛围中，从而受到慢性的精神创伤。

儿童心理创伤最直接的影响因素就是家庭和父母的关系。在儿童时期，父亲和母亲是孩子最重要的人。对孩子来说，和父母相关的一切都有着特殊的意义。因此，父母之间的冲突会成为孩子出现

内心冲突的原因，而这也是最主要的影响健康的因素。

父母的争吵总是会对孩子的身心产生消极影响。孩子无法忍受父母离婚，尤其是在孩子进入青春期之后。孩子会对发生的事情产生负罪感，并且会持续很长的时间，之后负罪感常常会转变成各种疾病。父母离婚可能会导致孩子产生其他消极情感，比如，担心离开的人（一般是爸爸）不再爱自己了，或是会恶狠狠地对待留在自己身边的父亲或母亲。

在这种情况下，孩子会变得更容易与人起冲突，要求得到更多的关注，出现情绪不稳定的情况。他们可能会为自己的父母、家庭感到羞耻，甚至会出现自杀的念头。孩子在潜意识中可能会铭刻这样的想法："我是一个坏孩子，所以爸爸妈妈离婚了。"孩子不仅会产生负罪感，还会希望自己与"坏孩子"的设定相符合。因此，孩子的性格和行为可能会发生极大的变化，甚至会违反公认的规范和规则。有时候，孩子的心中交织着内疚、愤怒和仇恨，在这样的背景下，各种器官的疾病也随之产生或加重。

儿童对世界的理解是以自我为中心的。他们觉得，发生的所有事情都与他们有着这样或那样的关系，假如父母离婚，他们就要为此负责。父母的谎言，或是对真相的隐瞒，会让孩子的心灵创伤情况更加严重。离开家庭的常常是父亲，于是母亲开始指责孩子的父亲，把自己的情绪都发泄到孩子身上，尽管孩子很难承受这种压力。有些父母的做法是正确的：为自己的行为负责，避免使孩子产生负罪感。

夫妻关系恶化的家庭，主要有 3 种关系模式

心身疾病更容易发生在关系受到破坏的家庭里。在这样的家庭里，每个成员所扮演的角色都会促使某种疾病的产生。虽然每个家庭都有自己的生活方式，但关系恶化的家庭可以归纳为以下三种。

（1）专制的家庭：父母在与孩子交流时非常严格，以命令为基础进行沟通。在这种家庭中成长起来的孩子会非常幼稚，在情感上得不到发展。

（2）否定孩子的家庭：孩子不得不否定内心的自己，性格变得孤僻、自闭。

（3）代替孩子做所有决定的家庭：父母没有意识到孩子是单独的个体，无法理解孩子的真实想法，并且把自己的意愿都强加到孩子身上，替他的人生做安排、做规划。

那些容易导致孩子产生心身疾病的家庭，有以下五个主要特征。

（1）父母担心孩子的生活，努力帮孩子解决所有问题，导致孩子无法发展独立的个性，心理防御机制也得不到加强，导致内心形成冲突。

（2）家里的每个人都对其他人的压力过于敏感。

（3）家庭关系不能随着时间的推移而发生变化，因为家庭成员很难对新环境做出合适的反应，发展能力差。

（4）家庭成员之间不会公开发表反对的意见，由于害怕起冲突导致问题得不到解决。

（5）只有在照顾孩子时，夫妻二人才能团结起来。在孩子生病时，夫妻之间的关系会变得稳定。

在这样的家庭中，人们不习惯自由地表达自己的感受，一般会把负面情绪压在心里。这样的行为会被孩子学习、模仿，随后导致身体出现类似疾病的症状。父母不懂得公开地表达自己的情绪（包括痛苦的情绪），并且以自己为榜样，培养孩子的忍耐力。孩子开始把很多造成心理创伤的状况和疾病，当成不可避免的惩罚：因为自己犯了错，因为自己不够好，所以必须受到惩罚。

父母对自身的角色没有做好准备, 也会诱发孩子的心身疾病

在很多患有心身疾病的孩子的家庭中，都出现过父母（尤其是母亲）没有对自己的角色做好准备的情况。父母没有足够的注意力和观察力，无法留意孩子的身体状况，也认识不到孩子身体状况的重要性。父母无法合理地讨论出现的问题，也无法找到正确的解决

方式，还把孩子拉进冲突中。在这种情况下，孩子"生病"成了缓解矛盾的一种方法，因为父母把精力用在了治疗孩子上，进而使自己的问题"退居二线"。他们通过这种方式逃避责任（首先是对自己的责任），也避免个人问题的解决。

之后，这种不良的家庭氛围会越来越糟糕，父母无意识地在孩子的身上选择对自己有利的反应，进一步通过自己的行为促使和引发孩子产生各种疾病。疾病在孩子的潜意识层面和行为层面上埋下隐患，之后会在孩子遇到困难的时候表现出来。

总的来说，易造成孩子心身疾病的家庭有"交流质量低"的特点（情感抑制、藏头露尾的话和对真相的隐瞒，表现出父母缺乏言语和非语言能力），父母倾向于否认现有的心理问题，只在孩子生病的时候展现自己的爱与关心。由于这个原因，生病对于孩子来说是有利的，因为在生病的时候，孩子得到了父母的支持和宽容对待，不会再被要求"忍耐"，也不会有负罪感。

亲戚，尤其是奶奶和姥姥也会影响孩子心身健康的发展。他们经常过度关心照顾孩子，纵容孩子的任性。出于对孩子的关心，他们还提出了许多禁令。

母亲太强势，也会令孩子憋出内伤

心理学家认为，在孩子成长发育的早期，母亲对孩子身体反应的形成有着极大的影响。身体反应是一种独特的"语言"，是在妈妈的作用下产生的。

奥地利儿科医生、心理分析师玛格丽·马勒在1965年首次做出描述，说明在那些患有心身疾病的孩子的家庭里，孩子的母亲会有什么样的特征。通常，这样的母亲会是有权威性、事事都要过问、表现出公开或是隐藏的焦虑感、纠缠不休、要求严格的女人。

在这样的家庭里，父亲会是一个弱势的人，无法与占主导地位的母亲相抗衡，并且和孩子有紧密关系的一般是母亲，而父亲则会置身事外。这样的母亲是一个气质性格不和谐的人，内心有冲突，在情感层面上对家庭成员的态度很矛盾，不让孩子脱离自己的管束，抑制孩子的人格和独立性。

这样的母亲无法解决自己的问题，并且会妨碍孩子的发展。她的潜意识里有负罪感，面对压力时反复无常，不能找到有建设性的解决方案，并且会引起冲突。不安和恐惧的加剧，使得母亲的积极性被瓦解，因此她无力理解孩子产生疾病的原因，无力找到改善家庭状况的方式。

这样的母亲有不愉快的经历，有身体不好的迹象，而这些迹象是她的原生家庭导致的。这一切也揭示了这样的事实：在她早年的生活中，她和她母亲的关系并不和谐。

　　母亲可能会以不易察觉的方式排斥孩子，在这种情况下，孩子会用身体语言去引起母亲的注意，然后就会生病，而母亲又反过来加强了这种联系。也许母亲和孩子的关系是以共生现象为原则的，当早期交流的形式（也就是身体接触的交流方式）确立起来时，新型母子关系的形成就会受到抑制。

错误的家庭教育对孩子心身健康的影响

家庭成员对孩子的排斥，易诱发心理疾病

在大多数情况下，儿童的心身反应和疾病的产生，都归因于家庭成员对孩子的排斥。这种排斥的表现可能是明显的，也可能是隐藏起来的。有时候，当父母没有生孩子的计划，或是孩子的性别和大家期待的性别不符时（所有人都想要男孩，但生下来的却是女孩，或者正好相反时），父母可能会表现出明显的排斥。

孩子的出现破坏了父母已经习惯的生活，或是辜负了父母的期望时，隐藏的排斥更不容易看出来。表面上看，似乎大家都在为孩子的出生感到高兴，给予孩子关心和照顾，但是在与孩子交流的时

候，并不会表现出亲热和真诚。当母亲因为照顾孩子而不能升职，又不得不教育孩子、做家务活的时候，可能会出现这样的情况。母亲不对孩子展现自己的温暖和柔情，逐渐也使孩子以排斥作为回应。在这种家庭里，孩子的心中会充满委屈，而这种委屈会转变成各种各样的疾病。

在家庭不断施加心理压力的背景下，孩子更加难以接受很多生活中的状况，情绪上经常出现波动。不良的家庭关系不仅会导致很多冲突，还会使父母对孩子的教育不当。最终的结果是，孩子处在家长制造的局势中，并且这种局势是孩子自己无法改变的。孩子不能化解内心的冲突，因此就有了沟通方面的问题，积累下来的全是一些造成心理创伤的经历。

家庭经济因素，也会加重孩子的心理压力

家庭经济因素也会加重孩子在家庭中的心理压力，如居住条件不理想、父母的就业情况等。有的母亲为了回到职场工作，会选择提前把孩子送进幼儿园，这也属于加重孩子心理压力的社会经济因素。

慢性的心理创伤会导致神经官能症的形成。这种疾病会在每个家庭成员的身体里发展，但是首先会伤害到孩子，然后成为孩子患

上其他疾病的基础。在一些缺乏稳定性的家庭、夫妻之间经常发生冲突的家庭，或是夫妻和上一代人之间经常发生冲突的家庭里，总是会有人患神经官能症。

教育方法失当，会让孩子心理创伤加重

由于教育不当，父母不断地为孩子创造出导致心理创伤的情景，最终以神经官能症中的癔症、神经衰弱和强迫症的形式表现出来。

神经官能症的基础是关系的破坏，出现在个人追求和现实机会不相符的时候。对于孩子来说，内心的冲突在生活中的作用变得更大了。这种冲突没有得到解决，并且一直耽搁下去，而心理压力会愈发加剧这种情况，孩子的情绪会变得不稳定，很容易被刺激到。他们不断地遭受痛苦，这会降低他们的自控力和学习能力，让他们无法养成刚毅的性格。

一般来说，容易患转换性癔症的孩子会形成娇生惯养、任性娇纵的性格，因为父母允许他们做很多事情，经常对他们做出让步。这些孩子的自我评价也常常是不恰当的，因为父母夸大了他们的优点和长处。最后的结果就是，这样的孩子比较任性，有很多要求，而他们的特点就是抗压能力低，并且患有某些疾病。

假如父母在情感上排斥孩子，或是对孩子过于严厉、要求过高，那么孩子有可能会患上神经衰弱症。他们对孩子的这种态度，经常是在孩子刚出生后就形成了，或是在发生了某些悲剧事件以后形成的。

当父母对孩子的教育不和谐的时候，孩子也会产生神经衰弱的症状。此时父母会不断地焦虑、怀疑，担心孩子的健康，关心孩子与同龄人的交往情况、学习成绩，操心孩子的未来。但是，与此同时，孩子仍然经常生病，并且无法与其他人建立良好的关系。父母的这种行为是有基础的：他们自己有未解决的问题，并且把这些问题伪装成对孩子命运的担忧。

父母的专制和过度要求，使孩子心身俱疲

父母的专制和过度要求，会导致顺从的孩子背负上脑力和体力上的双重压力（在学习上花费很多时间和精力，努力在某些活动中取得成就，尽管孩子在那些方面也许并没有天赋等）。在这样的教育环境下，孩子常常无法从父母那里得到足够的温暖和爱抚。这会对孩子不成熟的心理产生不良影响，而孩子正在成长中的、易受到不良影响的身体也会受到伤害，最终导致心身疾病的产生。

同时，父母的专制还体现在经常骂孩子、惩罚孩子，在不合适

的场合进行谈话教育，比如，孩子正坐在餐桌前吃午饭，或是有朋友、外人在场的时候。这一切都会导致孩子产生压力，出现神经症的反应，也会使沟通交流变得不顺畅、亲子之间缺乏相互理解，进一步导致孩子心身疾病的产生。

假如孩子正在寻找解决冲突的方法，那么他们渴望的是被理解，希望父母能考虑他们的个性。因此孩子可能会争吵或者表示抗议，在日记里写下自己的感受或做出某些行为。那些无法捍卫自己内心的孩子，不会在情感层面上对负面经历做出反应，因此负面经历会在他们的身体层面上以心身疾病的形式反映出来。

遭遇虐待的孩子，心理创伤会更深

遭受虐待的孩子不仅会受到心理创伤，还会受到身体上的创伤。与儿童的虐待和暴力有关的，表现为忽略孩子的需要、对孩子进行心理上的施压、体罚孩子，有时还有性虐待。在这种情况下，孩子的心理创伤和神经官能症是无法避免的。这种创伤的后果可能会严重影响孩子的身体健康和心理健康，以及他们未来的整个生活。

父母经常会掩饰自己对孩子的虐待，但是人们可以通过许多迹象猜测出来。成年人对孩子的心理暴力虐待可以通过以下几点来证实：有外人在场的时候，对孩子进行责怪和辱骂；在必须安慰孩子的时候，却不去安慰；公开表达对孩子的厌恶；给予孩子过多的批评；把孩子和某个可恶的亲戚等同起来等。

幸运的是，大多数的父母都爱自己的孩子，关心孩子的健康和幸福，因此他们会去寻求医生的帮助，也会研读教育和养育类的书籍。

为了让孩子成为一个身体健康、心理健全的人，父母首先必须要认识到孩子是单独的个体，考虑到他所处的年龄段，承认他是一个独立的人。因此父母必须要改变对待孩子和其他家庭成员的态度，不再认为"孩子是我的"。对于这个"小小的人"，一定要给予尊重，家庭中的侮辱和贬低会压抑孩子的个性，妨碍孩子的生长发育。

父母应当明白，孩子来到这个世界上，并不是为了一直带给我们欢乐和满足的，他没法一直像刚出生时那样，小小的身体，躺在床上，大部分时间都在睡觉。如果父母了解自己的使命，明白自己对孩子的责任和义务，那么在这种父母的养育下，孩子就会成为身体健康、内心自由、容易适应生活变化（上幼儿园、上小学等）的人。如果父母之间的关系比较复杂，家中经常发生冲突，那么这也会反映在父母对待孩子、对待孩子心理状况的态度上，因为父母总是会紧张且有压力。

父母不小心的语言暴力，也会误伤孩子的心灵

如果你的孩子总是做错事情，并且惹你生气恼怒；如果你的嘴里经常说出类似"你最好别说话""你什么都不会"的句子；如果你忽略孩子说的话，经常说"我不会听的""你又撒谎"，那么你就必须要重新审视一下自己对孩子的态度了。

受到这种对待的孩子，会失去自尊心，不再相信最亲近的人（也就是父母）。由于缺乏信心、害怕批评、无法承受压力，孩子会压抑自己的负面情绪。这会导致孩子患上很多疾病，遭受许多挫折。尊重孩子有助于改善家庭中亲子之间的关系和心理环境，这也就意味着父母有机会呵护孩子的健康。

> 当孩子的疾病恶化、复发的时候，如果家庭中也正好出现了某些状况和危机，或是孩子正好去了儿童训练营，到了某些亲戚家，那么就该考虑一下疾病是否是由心身原因导致的。

成人经常会错误地认为，孩子是不会理解周围发生的所有事情的。因此父母总会毫无顾忌地当着孩子的面吵架，并且不注意自己的行为。他们没有注意到的是，孩子对一切事物都会做出敏感的反应，即使他们还没有理解所有词语的意思，也会模仿成人（尤其是

父母）的情感状态。孩子小时候极其依赖母亲，因此他们对很多事件的反应，都很像母亲的反应。

假如父母还试图不让孩子得知真相，假装一切正常，那么孩子不仅能注意到父母脸上的微笑，同时还能注意到父母的焦虑。如此一来，孩子就会陷入矛盾状态，这也会导致孩子的内心产生冲突。在这样的家庭中，孩子经常会感染急性呼吸道疾病和其他疾病，随后这些疾病会变成慢性病。只有在弄清楚家中的真实情况以后，才能找到走出这场困境的方法。

传递错误指令，会间接惩罚孩子

从很小的时候起，孩子就会在受教育的过程中得到父母的很多指令。这些指令也许是直接的，也许是间接的。根据美国心理学家R.古尔丁和M.古尔丁的说法，父母会把未解决的问题传给孩子。孩子只能学会父母能做、会做的事情，因此，假如父母不能成为独立的个体，无法放下自己童年的负担，那么他们会把小时候在父母那里听来的死板建议，重复地说：要如何对待自己和别人，如何做事，如何生活。这样一来，他们就会把负担转移到自己的孩子身上。

父母的命令有多种形式：多次重复说某些指令、不明确的行为、表达思想等，但是父母有意让孩子明白，假如孩子不遵守命令，就会受到惩罚。有时父母并不会有明显的惩罚（如辱骂、鞭打），而是间接的惩罚。比如，孩子会对发生的事情感到内疚，并且父母会让孩子认为，是孩子导致了这一切的发生。这样一来，父母即使不说出明确的指令，也能迫使孩子按自己的意愿行事，逼孩子放弃个人利益，妨碍孩子发展独立能力，使孩子养成不愿意承担责任的习惯。一个常常被父母逼迫，无法"做自己"的孩子，会心怀不满，产生很多内心冲突。最终，他会成为一个比父母更不幸福的人，而这会导致心身疾病的形成。

父母常见的错误"指令"

在容易导致孩子患上心身疾病的家庭里，父母会对孩子发出许多种命令，其中最常见的有以下这几种。

（1）"你去死吧"

在孩子出生以后，父母会面临着很多问题，但他们并没有为这些问题做好准备，而是把一切都怪在孩子头上，不想承担责任。

（2）"别跟小孩子似的"

父母不知道如何跟孩子交流，不懂得如何放松、如何有效地休息。他们的愉悦感会招致内疚感，并且他们也要求孩子做严肃的人。

（3）"不要相信自己"

父母确信自己更了解孩子在生活中的需求，替孩子决定所有事情，让孩子有无数"必须做""需要做"的事。

（4）"你要做最棒的孩子"

父母使孩子相信，要想做一个幸福的人，就必须比所有人都强。假如孩子无法比所有人都强，就不能成为幸福的人。

（5）"别去感受"

父母不了解自己的身体，压制自己的情绪，并且要求孩子也这样做。这样，孩子就不会再接收身体发出的不良信号，进而否定自己的意愿。

（6）"不能相信任何人"

父母向孩子展示了一个充满敌意的世界，让孩子明白，要想生存下来，就必须要狡猾、坚决等。

（7）"别去做"

孩子不再展现自己的主动性，他们会犹豫不决，在很多方面都感受到困难，害怕开始做新的事情，害怕失败。

教导和警告式的"指令"

这些命令通常不是直接提出来的，而是被父母伪装成各种各样的教导和警告。而这些教导和警告在孩子的潜意识里扎根了。

（1）"你在说什么？你不害臊吗？"

父母无法接受某种状况并做出适当的反应，把责任转嫁到孩子的身上，引起孩子的负罪感和羞耻感，最终孩子的肩上压着难以承受的负担，长成不幸的人，并且变得凶狠起来，还可能会显露出一些对社会有害的特质。

（2）"别淘气！"

孩子以游戏的形式认识这个世界，因此他们会拿各种各样的物品用于玩游戏。假如他们拿了一些不能拿的东西，或是做了一些危险的事情，那么这是由于成人的疏忽，或是由于成人缺乏预见某些情况的能力。在这种情况下，父母说了一些话，把成人的责任推到孩子的身上，并且怪罪孩子。

（3）"别吃冰淇凌，不然你会生病的！"

在出现这种情况时，假如孩子喉咙也会开始痛，那么这种痛就是由压抑的委屈感、不满和父母的话造成的。当父母逼哭泣的孩子闭嘴，而不发出声音的时候，当孩子表达自己的情绪和思想却挨骂的时候，经常会导致孩子喉咙痛。

（4）"别再胡闹了！"

某些父母的童年回忆是不快乐的，他们习惯了压抑自己的情感，不让孩子吵吵闹闹地玩耍。这样的父母会禁止孩子抒发自然的情感，不仅会导致孩子产生不满的情绪，还会让孩子的人格无法正常地形成，导致疾病的某些潜在因素的出现。

（5）"别哭了！安静点！"

父母逼迫孩子压抑自己的痛苦，假装一切如常，这会导致孩子负面情绪被抑制，并且不断积压下来。

（6）"别把书拿得那么近，别总是看电视，不然你会近视的！"

从某种程度上来说，父母是对的，但是他们没有尝试给孩子找别的事情做，也没有拓宽孩子的兴趣范围，更没有向孩子解释导致近视的原因。因此孩子仍然我行我素，而禁令、不愿长大的想法和对未来的恐惧，确实会导致孩子视力下降，毕竟父母不让孩子做各种有趣的事情，并且父母描绘出来的前景非常无聊。

（7）"小心！你会绊倒的！"

这是一种直接的暗示，如果总是重复说这种话，那么它就会变成程序化的东西。父母不帮助孩子做有信心的人，不支持孩子表现自己的独立能力，逼迫孩子怀疑自己的能力。

总的来说，如果家庭关系遭到了破坏，那么孩子与父母中的其中一方交流的时候，常常会因为缺乏温暖而感到痛苦。这也会表现在语言交流和非语言交流（表情、姿势）上。

此外，使孩子患上心身疾病的原因，除了"父母的命令"以外，还有"用无情或疏离的语气说话"。这主要表现为当他们试图引起父母注意的时候，总是会被父母百般阻扰。父母公开地忽视孩子，不认清孩子的性格，也并不关心孩子的个性。当孩子说话的时候，他们要么表现得无动于衷，要么会大动肝火。

父母对待孩子疾病的态度及对孩子造成的影响

面对孩子生病，父母的 4 种情绪表现

（1）由疾病的产生引发的负罪感。

（2）父母认为孩子的某些行为可能会导致疾病，当孩子做出这些行为的时候，父母就感到愤怒。

（3）因为疾病的预后结果不好，所以父母感到绝望。

（4）漠不关心的态度，与否认孩子生病的事实有关。

也就是说，假如父母表现出类似愤怒的感受，那么很多孩子会更有负罪感（大部分患病的孩子本来就有负罪感）。假如父母对孩子的总体状况表现出焦虑的态度，并且展现出不适当的、过分的关

心，那么孩子的内心会形成对病情的错误看法，不但会夸大病情，而且会为自己的未来感到焦虑。相反，假如父母否认疾病的存在或严重性，那么就会导致孩子过度忽视病情，因为孩子认为这个病不会产生什么重大的影响。

当孩子患上心身疾病的时候，父母一般不相信孩子会有康复的可能性，认为孩子生下来就体弱多病，他们无奈地接受了现状。在这样的氛围中，孩子得不到精神上的支持（要想康复起来，精神上的支撑是不可或缺的），也没有足够的力量和信心去战胜病魔。

父母对孩子疾病的 4 种不同反应

父母对于孩子疾病的反应，有四种主要类型。这些反应都会导致孩子心理上的变化，帮助或妨碍孩子与疾病做斗争。

正确地接受现实状况，并展现出积极克服疾病的态度

这种应对态度值得父母学习。那就是，父母应该充分了解孩子的心理特征和身体特征，认识到孩子的能力。父母要学会观察孩子，学会如何帮助孩子战胜疾病。最重要的是，要找到一些方法，让孩子克服疾病的可能性增大，比方说举办家庭庆祝活动等。这样的话，孩子也会不断地付出努力去对抗病魔，而小小的胜利所带来的满足感，会让孩子对自己的评价变得更高。这样一来，父母的主要任务就是培养并维持孩子对抗疾病的勇气。这样的做法有助于增强家庭的凝聚力，而凝聚力本身也会成为一种特殊的治疗因素。

惊慌失措，感到无能为力的态度

这类父母被医生做出的诊断和预测吓到了，他们认为儿童的疾病既是可怕的，又是不能避免的，而与疾病抗争是毫无意义的。最后导致的结果就是，孩子心里也会产生一种无力感，认为自己与疾病的斗争注定会失败，并且把自己当成一个没有未来的牺牲者。这种对待疾病的态度是最危险的，因为它抑制了患儿的精神潜力和身体潜力。

排斥的态度

这类父母似乎对现实事物的状况视而不见，尽量不去注意孩子的疾病症状。不仅如此，这类父母的一个典型特征就是，他们会有意地向周围的人隐瞒孩子生病的事实，因为他们担心会毁掉自己的名声。

很明显，这种方式并不客观。在父母排斥孩子的疾病时，因为父母认为孩子是健康的，所以他们会忽略孩子的抱怨，如疲劳、学业上的问题、身体上的疼痛等，这会让孩子遭受更大的痛苦。父母常常会把毫无来由的攻击、毫无根据的指责等，一股脑儿地发泄在孩子身上，有时候甚至还会发泄在医务人员身上。根本的原因在于，父母本身不愿意适当地改变家庭生活环境，也不愿意给孩子提供应有的呵护和照顾。孩子的心中不可避免地会出现负罪的、被排斥的感觉，并且会出现一种特有的过于乐观的期望，实际上就是把希望寄托在"奇迹"之上。

对疾病护理过度

某些情况下，疾病成了孩子的保护伞，使孩子免于遭受生活中的困难，尤其是在那些实行高压教育模式的家庭里。有时候，父母会努力让孩子在家自学，或者让他们能够拥有一个病患的小群体。这时孩子常常会变得像"巨婴"一般，整个家庭都围绕着这个病人展开，尽管可能并没有这个必要。不管怎样，家中形成了以疾病为中心的传统教育模式。

父母对孩子疾病的态度为什么会相差万里

父母对孩子疾病的态度取决于一系列的因素，其中的主要因素有五个。

从前遭受的经历，过去的体验

可以举一个典型的例子：一对父母的其中一个孩子去世了，于是他们特别担心其他孩子。这样的父母会把全部精力都放到仅有的孩子身上，对孩子过度地关心和照顾。

家里只有一个孩子

在这种情况下，父母把这个孩子当作家族的继承人（实际上是自己的延续），希望孩子可以给自己养老送终。于是他们在孩子还很小的时候，就开始培养孩子过高的责任感，但同时也剥夺了孩子的积极性和主动性。结果就是，孩子长成很难适应现实生活的人。

父母身体状况不好，或是有亲人经常生病

在这时，成人常常会把自己对于疾病的焦虑情绪传达给孩子，尽管可能并没有什么重大的理由。父母经常会担心，由于自己的健康状况不佳，他们可能没有办法正常地养育孩子。结果就是，孩子得到了过度的关心和抚爱，成了娇里娇气的人，或是有疑心病的人。

父母通过大众传媒来获取与疾病相关的信息

众所周知，在大众传媒上某些疾病的信息可能并不符合实际，或是被严重地夸大了。类似的错误信息导致很多人不仅密切关注自己和孩子的健康状况，还一直担心自己或者孩子会生病。在这样的家庭里，父母的目的不是锻炼孩子的意志，增强孩子的体质，而是

尽量不让孩子有过多的负担，想方设法来保护孩子。

父母毫无来由地坚信自我判断，不信任医护人员

当父母不仅"信心满满"，还对医护人员表现出一定程度上的不信任时，这样的"自信"会产生格外消极的表现。这些父母要么会亲自治疗孩子，要么会对医生开出的方子做出调整，而这一切都会对孩子的健康产生负面的影响。有些父母在一定程度上信任权威医学，不断地带孩子去各个医学专家那里求诊，仿佛进行了一场令人疲惫的"求医马拉松"。而这样做的结果就是，孩子开始对所有的医疗机构和医生采取强烈的否定态度。

上述的所有情况，都与父母的个人心理特征有关。假如父母很焦虑，格外关注自己的身体健康，那么就会对孩子造成严重的负面影响。在这种情况下，父母会不断地在家里制造出恐慌氛围，表现出对未来不确定性的担忧，甚至期望某个家庭成员生病。假如有人生病了，那么就会出现这样的情况：他们希望这个人的病能发展到最严重的程度。那些明显地表现出自私性格的父母，甚至可能会利用孩子的疾病，让别人更多地注意到自己。如果父母双方或者其中一方非常自大，那么他们对孩子的关注可能会不够充分，从而延误疾病的治疗。在最典型的一些案例中，这样的父母完全忽略孩子的疾病，彻底否认孩子有疾病，也不去探求疾病产生的真实原因。

第四章

儿童心身疾病的症状及种类

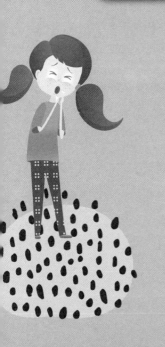

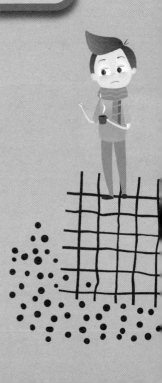

心身失调症与心身疾病的类型和症状

心身失调症可以分为几种不同的类型。首先出现的是单独的症状和综合征，此时还不能将它们视为疾病，而且并不总能立刻找到问题的根源。检查显示，儿童的体内器官和身体系统没有出现变化，只有功能性的障碍。如果家中的情况不发生改变，儿童仍然过着"习以为常"的生活，父母仍然用老方法教育孩子，那么各种心身反应会逐渐演变成某种特定疾病的症状。

心身疾病的症状包括转换型症状。出现此种症状的儿童会对各种冲突做出多种形式的神经性反应，如呕吐、身体疼痛、身体麻木等。虽然这些症状实际上是存在的，但是检查表明，它们的存在没有任何依据。

心身疾病的症状也包括各种器官和系统的功能性障碍综合征，即孩子会有各种各样的不适症状，这可能与心血管系统、消化道系统、呼吸系统、泌尿系统、肌肉骨骼系统有关。年龄更大一些的孩子会描述出心脏部位的不适感、喉咙中的异物感，抱怨自己头痛、头晕。他们的这些症状常常伴有焦虑、恐惧、过度疲劳、情绪低落、阵发性心律失常和胃肠道功能紊乱。

> 所有人都认为，孩子的健康是最重要的。但是他们却忘了，要想保护好孩子的健康，需要将"父母"的角色和"夫妻"的角色分割开来。作为父母，夫妻二人必须爱孩子，关心孩子。但是作为夫妻，二人在吵架、维系感情的时候，就要避开孩子。

随着器官内部疾病的不断形成，出现了与内心冲突相关的变化。典型的心身疾病包括支气管哮喘、胃和十二指肠溃疡、溃疡性结肠炎、高血压、类风湿性关节炎和神经性皮炎。由家庭中的不良心理情境导致的新型疾病，也都渐渐地暴露出来，如肥胖症、肌张力障碍、Ⅱ型糖尿病、胆道运动功能障碍和甲状腺毒症。而成人罹患的心身疾病种类更加广泛。

儿童心身反应中的 5 大典型症状

在儿童的所有心身反应中，排在第一位的是恶心、呕吐和腹部的疼痛。这些心身反应会出现在情绪上有压力（尤其是紧张、恐惧）的时候，与进食的情况无关。能够作为心身疾病不断发展的有慢性胃炎、肠炎、胆道运动功能障碍和慢性胰腺炎，更罕见的有胃溃疡和十二指肠溃疡。

排在第二位的是皮肤病，包括渗出性皮肤病、神经性皮炎、湿疹，这些统称为特异性皮炎。

排在第三位的是运动障碍，包括运动功能亢进、神经抽搐、痉挛。

排在第四位的是内分泌失调，包括肥胖症、厌食症、月经不调、青少年子宫出血。

排在第五位的是各种疼痛，比较常见的是头痛。

在心身反应的作用下，孩子的心中形成了没有爆发出来的负面情绪，3~5岁的孩子往往会表现出隐忍的攻击行为，而青少年则会"攻击自己"，这种"攻击"以抑郁症的形式表现出来。青少年无法公开做出对其他人的攻击行为，因此他们会把这种侵略性投射到自己身上，并为此感到压抑、沮丧。如果他们不能以社会上可以接受的方式来表达愤怒，把带有攻击性的其他负面情绪发泄出来，那么他们就会受到抑郁症的折磨，而抑郁症正是人患上多种心身失调症的前提。

心身疾病的症状

遗尿

遗尿是一种不由自主的排尿行为，在孩子白天、晚上睡觉的时候都会出现。睡眠失调和日间活跃度的改变，可能会同时折磨孩子。孩子对于遗尿的态度取决于他的父母，年龄较小的孩子可能认识不到自己的这种缺陷。

通常，孩子快到三岁的时候，已经可以控制自己的排尿过程了，他们在睡觉的时候也可以感应到膀胱的充涨。当生活条件不佳、教育方式不当的时候，或是在遭遇过心理创伤以后，孩子的这些功能就会被破坏。与父母或朋友起冲突、与亲人分离（父母离婚或者亲人长时间远行）、开始上幼儿园或上学、过度的焦虑和过高的压力（即将到来的小测验），都会导致个别的遗尿现象。

遗尿给孩子带来了很多问题。孩子可能会感到羞耻，害怕受惩罚，因此会尽量向父母隐瞒自己尿床的事实。假如遗尿发生在一个正在上学的孩子身上，那么同龄人和成人的嘲笑，就会让这件事成为一个真真正正的悲剧。

父母的机智和对孩子的爱，可以帮助孩子成功摆脱尿床的困扰。假如孩子已经到了不该尿床的年纪却尿了床，那么父母的羞辱和责骂只会让情况变得更加严重。假如不久前出现的恐惧心理导致孩子遗尿，那么对睡眠中的孩子进行观察，就会注意到孩子不仅有打战、说梦话的行为，还有做噩梦的迹象。

患有神经官能症的孩子经常会遗尿，有时睡一觉会尿床好几次，而孩子继续睡在湿床单上，不会醒过来。当孩子承受的心理负担过重时，他尿床的次数会更加频繁，并且不会因此而感到伤心。与此同时，孩子会出现疲劳、头晕、头痛的症状。孩子通常睡得很熟，不会做梦。通过医学检查，可以确诊这种病为"神经源性膀胱"。

遗尿现象可能会发生在情绪不稳定的孩子身上。在患有神经衰弱或强迫症的背景下，这些孩子会在危机年龄（3岁和7岁）时期，遭受到心理创伤。

遗尿一般是偶然出现的，常常发生在夜间。遗尿儿童的睡眠呈现出这样的特点：睡眠较浅，做大量的梦，其中包括噩梦。孩子常常会因为遗尿现象而烦恼不安。在家庭环境平和、安宁的时候，儿童的遗尿现象会消失。

反射性遗尿可能会在孩子受到极其严格的教育时出现。在这种情况下，一次偶然的梦中尿失禁（如由疾病或高热引起的尿失禁）会使父母大发雷霆。愤怒的父母对孩子非打即骂，导致孩子的心中留下痛苦的回忆，而遗尿也成了一种固定的身体反应，开始不断地发生。

作为癔病的一种表现形式，遗尿现象可能会发生在情感丰富、身形优美、有艺术倾向的女孩身上。这些女孩的心理形成特征也与家庭的环境和教育有关。

恶心、呕吐

　　这些症状是消化（胃和小肠的运动）不良的迹象。孩子对于不喜欢的事物，会不自觉地做出恶心和呕吐的反应，同时伴有上腹部的饱胀感。这些反应可能会出现在吃了不同的食品（一般是脂肪类食物）之后。

　　当孩子遭受压力、卷入冲突、精神和情绪超负荷的时候，这些症状可能会出现。表现出这类心身反应的孩子，具有依赖父母（尤其是依赖母亲）、情绪消极、容易抑郁的特点。

头痛

头痛属于心身反应，在不同情况下均可发生。年幼的孩子通常不会说自己头痛，但是父母可以凭借他们不安的表现和把手放在头上的行为，推断出孩子有头痛的症状。四五岁及以上的孩子，已经可以把"头痛"的事实明确表达出来了。

头痛的症状常常是在压力的影响下，由肌肉紧张引起。头痛发作时，人的后脑勺、脖子、肩胛带部位有不适感和紧张感，而额头、太阳穴部位会出现强烈的疼痛。因此，父母必须对这些症状加以注意，因为头痛可能是由体内器官和神经系统的疾病，以及头部受到的创伤导致的。如果没有找到引发孩子头痛的客观原因，并且发现头痛与情绪上的负荷相关，那么就可以认为这是一种心身反应。

头痛通常发生在孩子紧张、疲劳的时候，表现为钝痛，持续的时间可能各有不同——从几小时到一天，甚至更长。同时可能会出现脸色苍白、多汗、恶心、呕吐、畏光和头晕的症状。在这个时期，可以看出孩子的情绪是不稳定的。

这些症状可能会渐渐地演变成偏头痛（这是一种以剧烈的头痛发作为主要表现的疾病。偏头痛的产生原因与身体的变化无关）。该疾病常见于十岁以上的儿童，但有时，较小一些的孩子也会患上偏头痛。

容易患头痛和偏头痛的孩子，具有智力发育良好、情绪不稳定、承担的责任过大、多疑、易怒的特点。他们不喜欢交流，并且经常承受来自内心的压力。

偏头痛的产生与孩子脑血管剧烈痉挛有关。偏头痛的产生部位不同，出现的症状也不同。除了头晕和头痛以外，孩子还可能会有视力障碍、腹部疼痛、心悸、四肢麻木等症状，出汗、恶心、呕吐、腹泻现象也有可能出现。在偏头痛发作时，孩子会感受到或针扎样或搏动样的头部疼痛。

许多父母都持有这样的观点："只要孩子不哭就好了"，因此他们会用喊叫和威胁的方式逼迫孩子保持安静，或者用糖果哄孩子。当孩子自己安安静静地待在房间里时，父母就会感到很高兴。但在这个时候，父母本应该关注孩子当下的内心感受，以及随后发生的事情。

身体负担、精神负担、天气变化、噪声和响亮的谈话声，都会引发孩子偏头痛。孩子感到饥饿或是在看电视时，也可能会感到头痛。

很多孩子的头痛症状和偏头痛会持续五到六年的时间，之后便不再继续发作，或者已经转变成其他疾病的诱发因素。

不明原因的发热

在大部分年龄较小的孩子（包括还在吃奶的婴儿）和小部分年龄较大的孩子身上，都能周期性地观察到短暂的体温升高现象。升高后的体温维持在37~38℃的范围内，并且找不出明确的原因。检查发现，孩子没有患炎症和传染病的迹象。如果量体温的时候遵守了测量规则（饭后、睡眠后、运动后不能立刻量体温），并且体温的升高与"过热现象"①无关，那么这种情况下的发热就是一种心身反应，与孩子身体的调节障碍有关，这种现象会在受到情绪影响时出现。

小孩子在离开家的时候，常常会有体温升高的症状，比如，孩子第一次上幼儿园就进了医院。回到家以后，孩子的发热症状会消失。

学龄前儿童和学龄儿童的发热现象，常常是在他们总体身体状况良好的情况下，被偶然观察到的。发热常常伴随着体虚和过度疲劳。孩子的总体状况变化不大，因此他对游戏、娱乐和其他活动仍然是有兴趣的。

---

① 过热现象，非调节性体温升高，调定点并未发生移动，而是由于体温调节障碍或散热障碍及产热器官异常等引起的，即体温调节机构不能将体温控制在与调定点相适应的水平上，属于被动的体温升高。

　　大部分孩子在遭受长时间的不明原因发热的同时，还患有心血管系统的功能紊乱（表现为血管张力障碍）。使用退热药和抗菌药也达不到预期的退热效果，因为这种症状是心因性的。

　　很多人都熟悉这样的情景：早上的时候，孩子体温升高，有轻微的不适感。一旦孩子不用去上学了，这种不适感就会消失，甚至都用不着吃药。如果孩子无论如何还是被赶去上课了（出于教育的目的），那么在所有的课上，他就是个病怏怏的苦孩子。不过下课以后，他的体温会恢复正常，其他症状也会消失。

　　为什么孩子会"习惯性生病"呢？原因有很多。其中一个原因是这样的："孩子患病"仿佛是一个前提条件，孩子患了病，父母才会对孩子表现出爱与关心。假如在某个家庭中，有"只对病人表现出宽容、怜悯、柔情和关心"的习惯，那么这个家庭里的人（尤其是孩子）会更容易生病。

　　很多心理治疗师倾向于这样的看法："习惯性生病"和与之相关的一些限制，会对孩子形成保护作用，使孩子免于遭受一些非常不愉快的经历、更具破坏力的事件等。

腹痛

在很多4~12岁的孩子身上，都可以观察到腹痛的症状。神经过敏、个性孤僻、非常害羞的孩子更容易表现出这样的心身反应。在经过医学检查后，如果仍然没有找出明确的疼痛原因，未显示有腹腔和盆腔内的器官疾病，那么就可以将疼痛与心身反应联系起来。假如腹痛在三个月内发作三次以上，那么就可以认为这种疼痛是复发性的。

具有心身性质的腹痛一般出现在肚脐周围，持续15分钟到两三个小时，通常在吃饭或是焦虑不安时发作，可能会伴有面色苍白、多汗、黑眼圈、呕吐的症状。有趣的活动、游戏、与朋友的交流都会分散孩子的注意力，疼痛的症状也会随之消失。

当腹痛作为一种心身反应出现时，父母和医生总会担心不已，因为这可能会成为孩子患上重大疾病（消化器官疾病、肾病等）的诱因，具有严重的后果。因此就算孩子实际上是健康的，并且腹痛与各种疾病无关，也不可以就此忽略，必须要弄清楚疼痛不断发作的原因。

为了明确症状的心身性质，我们必须要评估家中的心理环境，观察孩子，弄清楚他与同龄人、保育员和老师建立了怎样的关系。同时有必要跟孩子谈一谈，弄清楚困扰孩子的东西是什么。

如果孩子同时有腹泻、呕吐、体重减轻、食欲减退、体温周期性升高的症状，或是这些症状进一步出现，那么腹痛就不再是一种心身反应，必须要做全面的检查，得出明确的诊断结果。

家庭矛盾、家庭成员大声吵架、打架、父母离婚等事件，都可能引发孩子的腹痛症状。当孩子的亲朋好友、最爱的小动物患病或去世时，孩子也有可能感觉到腹痛。当孩子在幼儿园或学校里遇到困难的时候，这种症状可能是一种防御性反应，毕竟在腹痛发作的情况下，孩子就可以留在家里，逃避令人不愉快的交际活动。当孩子得不到理解、没有朋友、离开家的时候，腹痛的症状可能会出现。对于家庭新成员（兄弟姐妹，继父继母）的出现，孩子可能会感受到痛苦，而他在面对从未遇到过的障碍时（如手头拮据的父母拒绝给他买昂贵的玩具），也可能会做出类似的反应。

当孩子承受着过重的身体压力和情绪压力，患有慢性疲劳综合症或是患有癔症性精神病时，腹痛也可能会发作。在寻找导致该症状出现的原因时，必须要注意孩子的睡眠状况。"孩子与父母睡同一张床""孩子与某个年长的人睡在同一个房间"，都可能成为孩子患心身疾病的原因。

气喘

在负面情绪（生气、愤恨、恐惧）的影响下，孩子的呼吸会变得急促。而当心情愉快或紧张的时候，呼吸也会变得急促。突然的震动和惊吓会导致短暂的呼吸暂停。当一个健康的孩子处在舒适而安宁的条件下时，他的呼吸是平稳的。对生活的观察，也能证实呼吸的变化与情绪息息相关：所有人都了解什么是"痛苦地吸了一口气"和"轻松地呼了一口气"。

短促的呼吸是支气管哮喘的主要症状，这说明孩子对爱与温情有着潜在的需要，而当孩子表现出外在的攻击性情绪时，就必须要给他支持。容易患支气管哮喘的孩子有这样的特点：对他人行为的反应过于激烈，对各种气味过于敏感，极力保持环境清洁。

心身疾病的常见类型

神经性厌食症

厌食症是一种与拒绝进食相关的疾病。一些想要减肥或者想让自己看起来更瘦更优雅的青春期少女，可能会患上这种疾病，并且她们的体重可能并没有超出正常范围。发病原因在于她们心中的矛盾和自卑感（对自己的外表不满意，因此感到自卑）。处于青春期的女孩，通常会对自己身体发生的变化感到非常苦恼。她们不接受自己，认为自己的身体很陌生，而且给自己带来了艰苦、节制的条件。

"不接受自己的身体"的表现程度各有不同——不喜欢自己

的身材、脸蛋，或是不喜欢某个单独的部位等。但是与此同时，她们可能看起来很漂亮，并且非常可爱。当少女的外表不符合当下书籍和电视里的某种审美标准时，她的外貌缺陷就会显露出来，并且这些缺陷常常会被过度夸大。自我评价低、不自信的女孩会努力使自己的外表符合标准，为此，她们选择了有害自己身体健康的方法——坚持低热量饮食，逼迫自己做各种体育锻炼，挨饿等。她们在违反自己的饮食规律、吃了太多东西以后，会自行催吐或洗胃。消极的减肥意图可能表现在她们吸烟、大量喝咖啡上。

就算已经成功减掉了大量的体重，青春期的少女也不会就此停止，而是会继续减肥。在这个阶段，其他的疾病发展机制已经启动，身体不再吸收营养，因为体内已经出现了激素的紊乱，各种身体器官也发生了真正的变化。随着身体的衰竭，少女的活力降低，月经停止，身体出现缺乏营养物质（蛋白质、脂肪、碳水化合物、维生素、微量元素）的迹象。虽然她们已经过度瘦弱、体虚无力、经常脱发，牙齿和指甲的状况也变得很差，并且还有很多其他方面的身体问题，但是她们仍然无法独立地回到从前的状态，有时甚至继续减肥，害怕变胖。除此以外，她们还对食物感到恐惧，希望保持极度饥饿的状态，努力计算摄入食物的热量。与此同时，她们可能很愿意让其他家庭成员（父母或者小弟弟、小妹妹）吃很多饭。

<u>患有神经性厌食症的青少年患者，具有焦虑、多疑、不自信、害羞的特点。</u>他们的性格里也有拘泥于细节、过于顽固的一面，心

理比较幼稚，不能独立地做出决定，通常很依赖母亲。

　　神经性厌食症患儿的家庭有一些明确的特征：家庭成员过度关心他人；无法改变自己；常常会避免公开吵架；父母之间有了矛盾，会把孩子拉进"战火"中。父母试图把自己对关系的看法强加给对方，并且不能承担责任。这种家庭里的夫妻可能会扮演出一副感情稳定的样子，但是在内心深处他们早就对家庭生活感到厌倦。在这种家庭里，占领导地位的往往是母亲或是奶奶，而男人往往会受到压制，无法参与并决定家庭中的重要事情。最后的结果是，父亲离开家庭，而母亲得到了更多展现权力的机会。

贪食症

贪食症是一种以食欲过度旺盛、暴饮暴食为主要特征的疾病。青春期的孩子常常会表现出暴食行为。在某些特定的阶段，贪食症可能会与神经性厌食症同时发作。

患病的孩子通常会在独自一人的时候大量进食，而平时有其他人在的时候，就将自己对食物的嗜好隐藏起来，不让别人知道。对患病的孩子来说，食物成了最重要的东西。在大部分的时间里，孩子都会待在家中或是附近的地方，很少与朋友交流，这样他们就能随时找到吃东西的机会。他们的体重迅速增加，他们对自己的外貌感到自卑，并且继续吃掉大量多油、多糖的食物。

患有这种心身疾病的孩子，往往会把生活中发生的事情变得戏剧化，容易染上坏习惯（抽烟、酗酒）。他们的性格通常比较外向。

起初，贪食症可能会以单次发作的形式表现出来，之后便会成为一种生活方式。在这种情况下，贪食症会伴有肥胖症和其他的并发症。尤其是青春期的女孩会尝试以暴食的方式，压抑对自己的不满，降低压力，掩盖自己的孤单，使自己的心情变好。有时，她们会对自己的身体形成错误的认识，努力向体型更丰满的女性形象靠拢，为此开始大吃特吃。

贪食症的发作是由内心的空虚感和无聊感，以及对孩子的过高要求（其中也包括孩子对自己的过高要求，比如，孩子暗自希望自己能变得像模特一样）引起的。过度的进食欲望可能是压力过大的结果，而与父母分开（父母离婚、父亲或母亲突然离世）、与朋友起冲突、学校里的问题、单相思等，都会给孩子造成极大的压力。

许多患贪食症的孩子都有不幸的童年经历，这些经历都与食物相关，比如，他们曾经被强行喂食，被人惩罚着吃食物，围绕着"进食"发生过各种各样的冲突和吵闹。这些经历导致孩子自我评价过低，对自己的身体不满意，有抑郁症和强迫症的倾向。

他们很难与同龄人建立关系，被孤独感折磨，给自己描绘出一幅"如何改变一切"的景象，但是不能达到目标，因此陷入沮丧之中，又一次用暴食的方式来让自己稍微开心一点。

患有贪食症的孩子的父母一般容易做出冲动的行为，有独裁专制的倾向，逼孩子做很多事情。所有的家庭成员都表现出冲突性强、相互影响弱的特点。他们容易受到压力的影响，不懂得如何解决问题，同时雄心勃勃地想要在社会上取得成功。这样的父母很少分心去关注孩子，对孩子的情绪漠不关心。

与母亲发生冲突，可能会导致孩子患上贪食症。当孩子感觉自己很多余，因为得不到关爱而饱受痛苦的时候，常常会开始暴饮暴食。他们觉得，父母给予兄弟姐妹的关心，比给自己的多。

当孩子离开家庭（如去寄宿学校居住）的时候，孩子的胃口可能会变得格外大。在这种情况下，食物成了一种保护手段，使孩子不再恐惧、不再孤独，可防止孩子陷入抑郁之中。

静坐、少动的生活方式、懒惰、长时间吃着饼干和薯片看电视等，都会使孩子贪食症进一步发展。

肥胖症

体重超标或患有肥胖症的孩子，有易冲动、依赖他人的倾向。他们依赖父母，很难承受与父母的离别，尤其是无法离开母亲。当他们不停地吃过量的饭菜，更偏爱多糖、多油的食物时，肥胖症的病情就会进一步发展。父母离婚或死亡、离开父母的家、失去爱自己的人等，都会使人极度渴望吃东西。当二胎出生的时候，家中的大孩子常常会觉得父母给自己的爱与关心不够多，因此开始吃更多的食物来安慰自己，因为吃食物可以压制某些负面情绪，如孤独、愤怒、恐惧等。各种各样的外部原因（即将到来的考试、将要发生的不愉快事件）都会加重恐惧的情绪，因此为了压制恐惧感，孩子不得不吃大量的食物。

体重超标的孩子常常会依赖母亲。母亲在他的家庭中占据着主要的地位，而父亲则退居二线。在这样的家庭里，孩子会变成消极的人，很难适应社会，并且需要别人照顾。

通常，父母不会对生病的孩子表现出真正的关心。他们不会试图了解，也注意不到孩子的需求，只是一个劲地喂孩子吃东西，使孩子养成了吃过量食物的习惯，让孩子有了这样的想法："只要我好好吃东西，那我就是个好孩子。"他们这样做不会促进孩子的人格发展，而且在他们看来，作为父母应尽的责任只是"喂饱孩子"而已。

当孩子进入危机年龄（3岁，5岁，7岁，12～15岁）时，父母尤其要关注孩子、理解孩子。在这些时期，孩子的心理会发生极大的变化，与人格的发展息息相关。父母必须要接受这些变化，不给孩子心理创伤和心身疾病创造发展条件。

母亲想要给孩子吃更多东西，可能与她的负面经历（担心挨饿、童年时吃不饱）有关。在这种情况下，她的心中会出现最重要的需求——喂食，对她来说，其余的一切都不重要。

暴饮暴食可能是由攻击行为引起的。如果孩子不能表达出对父母的愤怒，或是不能感觉到父母对自己的愤怒，那么孩子就会把怒气发泄到自己身上。在这种情况下，"暴饮暴食"成了孩子的自我惩罚方式。

奶奶和姥姥们大大促进了孩子肥胖症的发展。她们不去询问孩子的个人情绪，或是不想倾听孩子的诉说，但会心疼孩子，尽量用甜食来款待他们，诸如再多喂他们吃一个小馅饼等。有时父母看出孩子的体重已经超标，认为这样对孩子的健康有害，必须要控制饮食的量，但奶奶和姥姥却要跟父母对着干——当父母没有机会陪伴孩子，或是不想陪伴孩子的时候，常常会出现这样的情况。奶奶和姥姥们不向孩子表现出爱与温暖，而是用蛋糕和其他高热量的甜食把孩子打发走。甜食给了了孩子慰藉，却也成了导致健康问题的根源。

　　家庭中的某些不良传统也会导致肥胖症的发展：在吃饭的时候，家庭成员习惯于花很长时间谈话交流，同时大吃大喝。在这种情况下，每个家庭成员都会有肥胖症的表现。食物将他们联系在一起，但是他们对于其他问题可能会有不同的看法。不过，他们很少公开地发生冲突。

支气管哮喘

支气管哮喘是一种慢性疾病，伴有发作性咳嗽和呼吸困难，常见于儿童和青少年（尤其是男孩）。支气管哮喘的第一次发作常常出现在孩子五岁的时候，而到了青春期，大约有一半患儿的状况都有了明显的改善。这种疾病属于心身疾病，而该疾病出现的原因与父母不够爱孩子、对家庭生活不满意有关。孩子身上出现了伴有支气管痉挛的咳嗽症状，这是孩子对当前境况的一种抗议。父母之间的冲突和大吵大闹、某个家庭成员酗酒、孩子在某些情况下得不到理解等，都会引发孩子的支气管哮喘发作。

在儿童支气管哮喘发作的时候，会出现伴有长哮鸣音的呼气性呼吸困难，且呼吸加快，咳嗽时伴有大量黏性泡沫痰。儿童会恐惧、被呼吸不畅的痛苦所折磨，并且他们的皮肤会变青。可以注意到，有些肌肉辅助参与了呼吸过程，在吸气时，孩子脖子上的肌肉、肚子上的肌肉、肋间肌肉都进行了收缩。呼吸困难的孩子没有办法说话，但他们的恐惧心理会使支气管哮喘发作得更加厉害。在某些情况下，这种发作会持续好几天，并且表现出哮喘持续状态①。

压力、过敏性反应、呼吸道感染、吸入冷气和被污染的空气等

① 哮喘持续状态：指的是常规治疗无效的严重哮喘发作，持续时间一般在12小时以上。

（尤其是烟草的烟雾、有浓烈气味的物质），都会导致支气管哮喘的发作。作为一种心身疾病，支气管哮喘是机体对矛盾状况的特定反应。有时候孩子会记住发作的症状，故意引起疾病发作，只为引起旁人的注意，或者以这样的方式逃课。为此他们只需要收紧胸部肌肉，改变呼吸频率就可以。

很多孩子不了解自己的疾病，他们注意不到自己的行为，以及对诱发因素做出的反应，只注意到与哮喘同时出现的症状——健康状况恶化、身体虚弱、体温升高。他们注意不到与呼吸相关的身体反应，忍受着各种各样的负面情绪，如坏心情、气愤、自卑和恐惧等。对青少年来说，表现得最明显的负面情绪是自卑。

患有支气管哮喘的孩子容易产生焦虑，尤其是因人际关系产生的焦虑。他们害怕离开自己所依赖的人，但也尽量不去靠近，并且很难承受分离的痛苦。他们习惯与人保持一定的距离，一旦距离被打破，他们的疾病就会发作。与吵架和情绪表达相关的状况，也会使他们发病。

有很大一部分孩子会对支气管哮喘的发作产生神经性反应，这会使疾病的整体情况加重。孩子情绪不稳定，很害怕下一次发作的到来，不仅担忧自己的健康状况，还有癔症性反应的倾向，这一切都会导致对医生的不信任。

患有支气管哮喘的孩子会在交流时表现出以自我为中心的倾向，很难基于自己的角色进行互动。他们会有表演型人格的行为，渴望成为焦点，想要获得成功，立刻得到自己想要的东西，并且有很多要求。这种孩子对自己的个性评价过高，并且有行为幼稚的特点，可能会表现出攻击性。同时他们非常敏感且情绪化。青春期的患者有一个特征：与别人的关系常常出现问题。这是因为，这些青少年无法合理地解决矛盾。

支气管哮喘患者的癔症性表现在于，即使他们只有轻微的不安，只受了一点点委屈，或是身体状况只有一丝微小的变化，他们的全身或四肢也会开始颤抖。他们把一切现象都当成疾病发作，因此当他们因身体负担过重而出现心跳加快、呼吸加快时，他们会认为这是哮喘开始发作了，从而引发真正的哮喘发作。患者会持续地关注自己的感受，并且将感受诉说出来。

儿童的内心冲突（这种冲突在于"索取"和"给予"之间的矛盾），表现为发病时的支气管痉挛。儿童想要得到又无比惧怕爱与温情。这种负面情绪不会表现为孩子的话语，而是表现为哮喘发作时的哮鸣音。这样一来，存在于患者恐惧心理中的攻击性又反过来作用于患者自身。

哮喘患者对气味过于敏感，这会导致他们对很多物质过敏，其中包括一些对患者而言有象征意义的东西。

三分之一的支气管哮喘患者是在单亲家庭中长大的，而四分之一的该病患者成长于父母嗜酒的家庭。疾病的第一次发作，常常是在孩子的父母离婚之后出现的。支气管哮喘患儿的家长有一些明确的特征：爱嫉妒、自命不凡、多疑。他们无法把孩子养成健康、幸福的人，也无法培养出孩子的健全人格。当孩子还小的时候，妈妈常常会禁止他哭泣、大叫，然后孩子就长成了一个极度敏感、极易激动、好抱怨、易受影响，并且经常焦虑的人。他们几乎什么都怕，情绪也常常处于低落状态。

父母在孩子支气管哮喘发作时的行为（表现出恐慌、迷茫、忙乱，跑来跑去地帮孩子，尖叫等），只会加重疾病的表现。通过这样的方式，他们非但没有真正地安抚孩子，帮孩子减轻症状，更没有使孩子的胸部肌肉放松下来，反而加重了孩子的消极行为反应。慈爱的父母表现出来的平静及对康复的信心，有助于改善孩子的健康状况。

神经性皮炎

这是一种常见的慢性病，患儿的皮肤表面形成硬块、裂纹，有糜烂和瘙痒的症状。该病的形成与心理因素和过敏有关，而过敏本身也常常是一种心身疾病。疾病的恶化通常发生在情绪抑郁、受到心理创伤后、有压力（尤其是与离别、心理和生理上的不满足有关的压力）的时候。值得注意的是，在寒冷的时候（秋天和冬天），神经性皮炎的表现会加重。接触化学品、食用致敏性食物、感染、使用药物、穿人造面料的衣服都会使孩子疾病变得更严重。

皮肤是我们身体的一层保护膜。在身体层面上，我们与其他人的互动，都是通过皮肤来进行的。皮肤也能反映出人的整体身体状况和心理问题。可以用温柔的触摸透过皮肤传递爱意，也可以用粗鲁又严厉的行为通过皮肤传递疼痛。如果母亲强势、情绪不稳定，还有攻击性，那么她的孩子常常会患有皮肤病。起初，这种母亲对孩子表现得很冷淡，或是过度保护自己的孩子——孩子有严重的情感排斥，这种保护可能是对孩子的一种补偿。有时候，假如有"权威人士"（如奶奶）干涉母子关系，孩子也会患上神经性皮炎。在这种情况下，与"权威人士"的交流正好与疾病恶化的时间相吻合，或是正好发生在疾病恶化之前。在这之后，在普通的家庭环境中疾病会消失。

内心冲突、被破坏掉的内心和谐都会使孩子患上神经性皮炎。

患者的特点是对批评格外敏感、以他人的意见为目标，并且经常对自己的外表感到自卑。皮肤瘙痒是神经性皮炎的一个典型特征，也是一种象征性的表达，表明了患儿对他人的不满。孩子无法对疾病表现出明显的排斥和愤怒，因此这些情绪中隐含的攻击性，作用在了孩子自己的身上。患儿提出的要求，与实现要求的可能性相矛盾。神经性皮炎的表现越明显，患病儿童和其他人之间的矛盾就越大，这意味着患儿内心的矛盾变得愈发严重。为了消除这种心身疾病，首先要让孩子内心变得和谐。

　　有些孩子，从出生以后就与母亲有紧密的联系，然后母亲与孩子的关系被破坏，出现在保护过度的时期和情感冷漠的时期。这样的孩子容易患上与皮肤相关的心身疾病。

患有神经性皮炎的孩子在幼儿时期常常会有渗出性皮肤病。他们的脖子、后脑勺、眼周、嘴唇、肘部和桡腕关节、手背、臀部、大腿内侧和腘窝（膝后区的菱形凹陷）上，会出现水泡样的小丘疹，伴有瘙痒。在搔抓后，疱疹会破裂并形成抓痕，之后会覆盖上鳞屑。持续的瘙痒会导致孩子出现焦虑、烦躁及睡眠障碍。

患有神经性皮炎的儿童，会对各种各样的外部因素做出敏锐的反应。比如，穿堂风和寒冷的空气会使他们的皮肤变得苍白，加重他们的汗液分泌，而他们露出来的四肢（手、脚）就会出现灼痛、瘙痒和疼痛。在血压下降的同时，他们可能会伴有周期性的头晕、头痛、心悸、胸口疼痛等症状。有时患儿的体温会有小幅度的升高，并且这种症状不是由传染病导致的。

局限性神经性皮炎通常出现在2~5岁的孩子身上，它的特点是病变面积较小。局部的皮肤变得干燥、粗糙，有瘙痒，在傍晚和夜晚的时候格外痒。在青春期开始之前，孩子疾病的症状会减轻，之后几乎完全消失。

播散性神经性皮炎的特点是病变皮肤面积较大，各种年龄的人都可能会患上这种疾病。当孩子与父母的关系变差时，孩子的内心冲突也可能会成为他患上这种神经性皮炎的原因。

<u>患有神经性皮炎的人容易自恋，有生理性和社会性的自卑心理。</u>他们的内心冲突在于想要被注意，害怕被排斥。患有该病的孩子需要很多的爱抚，他们的自我肯定能力低，性格中又有消极的一面，这会使他们出现自我孤立的倾向。如果不满足他们对于身体接触的需要，那么他们心理上的矛盾会以疾病的形式表现出来，并且不断加重。在最爱的人（父母等亲近的人）去世之后，或是在长时间抑制焦虑和愤怒后，他们常常会患上神经性皮炎。

在弄清患儿与母亲之间的关系时，母亲会犯的一系列错误也暴露出来。孩子的疾病会使母亲感到担心和焦虑，因为孩子的外表不太好看；母亲不会做出亲昵的行为，因为她害怕会弄痛孩子。因

此，身体接触和爱会变得愈发匮乏，而孩子也愈发地需要这些抚爱，疾病就变成了慢性病。孩子非常需要母亲，并且会利用自己的疾病来吸引她的注意。如此一来，当家里还有"竞争对手"（妈妈更加关心的某个或某些兄弟姐妹）时，或是在妈妈过度照顾患儿的时候，孩子就有了心理上的保护。对他而言，这种保护是不可或缺的：当家里有"竞争对手"时，孩子会用疾病将母亲的注意力吸引到自己身上；当母亲过度照顾患儿时，患儿则会经常待在母亲身边。

湿疹

湿疹是一种慢性疾病，特点是皮肤上出现瘙痒的炎症性丘疹，上面覆盖有水疱。在搔抓时，水疱会破裂，并且出现化脓、鳞皮和鳞屑。

湿疹造成的瘙痒会引起睡眠障碍，出现焦虑、神经衰弱、抑郁和癔症性反应。无法忍受的瘙痒和疼痛会使孩子容易激动，引发孩子的急躁和不耐烦情绪。更大一点的孩子会遭受其他孩子的嘲笑，并且其他孩子认为这个疾病会传染，不愿意跟患病的孩子玩。在学校里，患有湿疹的孩子在上体育课的时候会遇到很多问题，因为他们不得不在公共更衣室里换上运动衣。假如湿疹长在身体的裸露部位，那么孩子的外貌就会出现严重缺陷，使孩子遭受无穷的痛苦，而患病的女孩子感受到的痛苦会格外深刻。在进入青春期之前，孩子已经有了神经衰弱的人格倾向，并且过度重视疾病，因此他们拒绝很多东西。对自己健康状况的担忧导致了其他病痛的出现，如胃肠道功能紊乱、胸部疼痛。

患有湿疹的孩子，他们的皮肤天生就比正常人敏感，与之相关的性欲就会更强（性欲望，对快感的追求）。触觉系统是三大感觉统合系统之一，在该系统的早期发育阶段，孩子的皮肤需要被刺激。如果母亲常常惊慌焦虑，或是经常表现出敌意，她们就不会刺激孩子的皮肤，无法满足孩子的需求。这样一来，孩子的第一次自我认同过程（也就是开始意识到自我的存在）就很难实现了。今后我们可以观察到，这些孩子模仿父母的能力低，也就是说，他们无法养成一些特定的行为习惯。这使他们的学习过程变得更困难，与其他人的交流也难以进行。

在人际交往和人际关系中，触觉有极其重要的作用。它能够让"温柔"和"粗暴"表现出来，给说出来的话赋予更多的意义，从而激发相应的情绪。孩子出生开始，母亲与孩子之间的主要交流就是通过身体接触来实现的。母亲的爱抚给予了孩子亲近感和安全感，能够迅速地将孩子安抚好——孩子仿佛回到了母亲的子宫里，重新找回了那份舒适与安宁。儿童将身体接触的界限，视为自己的界限，因此母亲与孩子和谐关系的破坏，会引发以湿疹为表现的心身反应。

湿疹是从过敏性皮炎开始发展出来的，一般出现在孩子3~5岁的时候。3岁的孩子进入了"危机年龄"，开始表现出独立性，并且会渐渐地与父母分开。如果父母坚持严格教育孩子，或是过度照顾孩子，那么孩子就无法发展出独立的人格。如果母亲与孩子之间有紧密的情感联系，那么这种联系就会束缚孩子，使孩子无法与父母分开。

对母亲的心理依赖补充了对母亲的身体依赖。孩子没有办法摆脱母亲给他的监护，也没有办法抗拒母亲潜意识里的渴望——想要像从前一样生活的渴望。

孩子的需求和现实情况之间存在着矛盾。为了将自己与父母隔离开来，标出自己的人格界限，孩子会对发生的情况做出身体上的反应，也就是以湿疹的形式表现出来的皮肤病。因为母亲分不清自己的人格界限，总是觉得自己和孩子是一个整体，所以孩子就用这样的方式努力地推开母亲。很重要的一件事情就是，让妈妈意识到孩子在长大，在发展自我意识，必须要给孩子更多的自由，与孩子进行愉快的接触和交流，帮助孩子认识并扩宽自己的私人空间。比如，母亲不该紧紧地抱着孩子，让他喘不过气来，但是必须要经常温柔地抚摸他。当他还是个小婴儿的时候，假如母亲全身心地扑在他身上，那么他通常也会出现与皮肤相关的心身反应。在疾病的征兆出现以后，母亲对患儿的态度就发生了变化。

如果孩子患有湿疹，那么他的母亲一般会是个性格幼稚的人。孩子身上表现出来的疾病症状会将这样的母亲推开，使母亲表现出公开的排斥。母亲也可能把这样的排斥伪装起来，表现出一副害怕把孩子弄疼的样子。在孩子小的时候，如果母亲不愿意照顾他，不给予他抚爱，并且尽量少碰孩子，那么孩子就会患上湿疹；同样的，当母亲照顾孩子时表现出的焦虑和排斥与她的行为相矛盾时，孩子也会患上湿疹。

如果母亲或明显或隐藏地排斥，导致孩子在出生后的一年内表现出心身反应（与皮肤相关），那么随后这些反应就会消退，因为孩子与母亲的接触在变少，对母亲的依赖也在变少。随着年龄的增长，孩子渐渐能够和那些对他表现出爱与温暖的人进行交流。

银屑病

银屑病是一种皮肤病，俗称牛皮癣。患病者的皮肤上会形成大小不同的红肿圆斑。病变区域的皮肤干燥、脱皮，并且有瘙痒感。在某些地方，角化的鳞皮像甲壳一样覆盖在皮肤上。疾病的发展是慢性的，而它的症状会一直存在，或是周期性出现。

与其他心身疾病一样，银屑病是由孩子内心的冲突导致的，会出现在不同的情形下。患者的潜意识里有负罪感，并且不接受自己，而皮肤病的症状就是一种自我惩罚的结果。孩子无法适应生活中发生的变化，他通过疾病把自己框起来，即画地为牢。

遭受暴力、儿童人格边界的破坏（生理的破坏和心理的破坏）、压力（尤其是与灾难相关的压力）、对进入社会的恐惧，以及错误的教育，都会诱发这种疾病。具有心身性质的皮肤病，一般会在父母对孩子表现出过度的关爱时出现。这样的父母仿佛是在用自己的爱扼杀孩子，不让孩子体会到内心的自由、展现自己的独立性。父母可能会对孩子的健康表现出过度的关注，这时，孩子就会尝试以患病的方式让父母陪在自己身边，或是反过来，把父母推开。还有一个导致儿童患上银屑病的原因：当孩子与母亲沟通时，身体接触不够或是缺乏积极的情绪。

有时候，可以通过皮肤发生病变的部位来确定导致孩子内心出现矛盾的原因。当患者认为自己被轻视的时候，他的头上可能会出现银屑病的斑块。如果斑块出现在手臂上，那么可以推测孩子对亲人（主要是指那些不理解孩子的需求和愿望的父母）有潜在的愤恨之情。

孩子可能会下意识地以患病的方式，让自己避免与别人沟通交流。比如，当孩子病情恶化的时候，父母就不会再把他送去幼儿园，这样他就不用与同龄人交流了。

　　只有在找出并消除引发疾病的原因之后，心身疾病才能痊愈。药物并不总是能消除疾病的症状，即使消除了，也只是暂时的。

扁桃体炎

扁桃体炎分急性扁桃体炎和慢性扁桃体炎。从前，扁桃体炎一直被当作传染性疾病，直到不久前人们才开始研究它们的心身性质。在某些情绪和生活情境的影响下，脖子和咽喉部位的肌肉变得紧张，导致位于这些部位的器官得不到充足的供血，这就给病原体的繁殖和炎症的产生提供了条件。经常复发的急性扁桃体炎会发展成慢性扁桃体炎，在某些情况下还会出现周期性恶化。

孩子患上扁桃体炎，与错误的教育方式和父母之间出现的亲子问题有关。通常，患儿的父母不去解决自己的问题，而是努力照顾孩子。他们替孩子决定很多事情，在可以也必须给孩子话语权的时候，剥夺孩子的话语权。孩子不断地压抑自己说话的欲望，没有学会思考，也没有学会如何表达自己的意见。孩子也会听到很多禁令和教训："别碰""不能这样说""不能这样做"等。父母认为自己是爱孩子的，以这样的方式表达对孩子的关心——毕竟一切本来就该是这样的。就连年龄还很小的孩子（他们已经把自己当作独立的人），在遇到这种教育方式的时候也会发出抗议。如果成人固执地忽略孩子内心的抗议，那么孩子就会表现出自卑心理，患上急性或慢性扁桃体炎。

父母之间高声吵架的沉重场面，会让目睹这一切的孩子患上扁桃体炎。在这种情况下，孩子会有心理创伤和心理压力，而他的身体反应就好似无声的尖叫。孩子无法站在父亲那一边，也无法站在母亲那一边，因为对他而言，父亲和母亲是一个整体。孩子会有制止父母吵架的想法，但是他管不了大人的事，因此只能压制自己内心的抗议。在遇到这种情况时，孩子不得不常常"把委屈咽到肚子里"。考虑到这种家庭教育的特点，还有很多其他的情景，也会让孩子不得不"忍气吞声"。

当孩子出现这种心身反应的时候，父母并不会认真地关注孩子的情感状态，也不会听孩子说话，因为父母二人时时刻刻沉浸在自己的情绪里，试图关心孩子也只是为了逃避而已。这时孩子会觉得自己是多余的，父母的关心经常让他感到压抑。当父母粗暴地对待孩子时，孩子无法保护自己，也无法把出现的负面情绪表达出来，只能抑制自己的委屈感。"克制自己"会导致肌肉收缩和嗓子发炎。孩子带着自卑心长大，总是不断地审查自己的行为和话语，比如，"可以这样说吗？""万一他们不理解我呢？""万一我的话伤到其他人呢？"他总是克制自己、控制自己，避免说出粗鄙之语和情绪化的言辞。受到这种教育的孩子，最终不再捍卫自己的立场，不仅受了一堆委屈，还无法正常发展自己的人格，甚至患上其他的慢性疾病。从长远来看，孩子会对不公平的事件更加敏感，有咒骂所有人（包括自己）的倾向，但是他不会骂出声来，一般只会在脑海里想象。

孩子对幼儿园或学校里的班集体的适应能力低，可能是导致

<u>急慢性扁桃体炎恶化的原因。</u>在家里，妈妈总是和孩子在一起，假如妈妈不在身边导致孩子伤心难过，那么孩子很可能会希望患上疾病，这样下一次他就可以有妈妈陪伴。还有一种情况，也会使孩子患上扁桃体炎，即孩子和其他儿童、保育员起了冲突，而且不知道如何化解冲突，因为他不懂得如何与人交流，也不懂得如何表达。

糖尿病

糖尿病是一种代谢疾病，患者的胰腺无法合成足够的胰岛素，或是组织细胞对胰岛素的敏感度降低，也可能两种症状都有。结果就是，葡萄糖不被身体组织吸收，而身体内各种类型的代谢过程（糖类代谢、蛋白质代谢、脂肪代谢）都受到了破坏。儿童患上的是Ⅰ型糖尿病，患者的特殊胰腺细胞只能分泌很少的胰岛素，或者完全不分泌胰岛素。因此，它还被称为青少年型糖尿病。

疾病通常都是在受到心理创伤和心理压力之后产生的。心理创伤和压力会刺激交感神经系统，引起各种激素，如肾上腺素、去甲肾上腺素的分泌，这些激素会抑制胰腺中的胰岛素形成，导致血液中的葡萄糖水平升高，生成能量。面对压力，这是一种自然而短暂的防卫反应，它可以帮人逃生，摆脱危险。在严重的心理创伤的影响下，这种防卫反应频繁复发，不断加重，最后变成糖尿病。在这种情况下，发生了血糖水平的急剧升高，但没有消耗能量的应答性运动反应，因此身体的新陈代谢过程被破坏了。

血液中葡萄糖水平的升高伴随着细胞的能量缺乏，因此生病的孩子出现了虚弱、易疲劳的症状。身体的新陈代谢紊乱导致口渴、口干、恶心、尿频和头痛。当血糖含量非常高的时候，葡萄糖会随着尿液被排出体外。当孩子挨饿或服用了过量的药物时，他的血糖含量会下降，并出现强烈的虚弱无力感，具体表现为明显的饥饿感、心跳加快、皮肤苍白、冒冷汗和身体颤抖。患病的孩子的焦虑不安，可能会表现得非常激动，并且有攻击性。假如此时不帮助患儿（给他甜食吃，或注射葡萄糖）的话，他就会失去意识。

患有青少年糖尿病的孩子具有共同的特征：优柔寡断、行为前后不一致、逃避困难、为自己的社会地位感到忧虑。

在那些糖尿病患儿的内心深处，总有不满和不安全感折磨着他们。他们会寻找那些能关心他们的人，因为他们很容易焦虑不安，并且努力寻求保护和安宁。如果需求得不到满足，他们就会害怕自己被抛弃。持续的焦虑会使血糖水平一直处于较高的水平，而相应的活动并不能消除这种压力。对他们而言，食物是快乐的源泉，因此他们不等肚子饿了就吃东西，并且有暴饮暴食的倾向。这又是一个导致血糖升高的原因，并且因为合成胰岛素的胰腺细胞总是超负荷工作，胰岛素的分泌量也会下降。这样一来，家庭中的不良心理情境和生活方式，就会导致孩子患上糖尿病。

糖尿病患儿体验到的积极情感（首先是爱）不够多，因此他们有情绪低落的倾向。他们的特点是消极、依赖母亲，需要母亲的抚爱。为了降低焦虑、改善心情，他们会不停地嚼东西、吃东西。

患有青少年糖尿病的孩子，会有明确的内部疾病症状。他们对疾病和治疗有负面情绪；由于他们和健康的孩子有差别，所以他们的自我评价也会发生改变。生活中发生的事件和父母对待他们的态度，都会对他们的疾病症状和治疗效果产生影响。在教育过程中，父母会给孩子下一些明确的指令，而这种行为会使疾病不断恶化。要想改善孩子的身体状况，必须要改变这些指令。患有糖尿病的孩子可能会过度重视自己的身体状况，或者完全忽视它。这两种态度都会使他们难以适应必要的生活方式，增大治疗的难度。

家庭关系对疾病的发展和治疗效果有很大的影响。患病的孩子养成了把爱和食物混为一谈的习惯。情感上的排斥和爱的缺乏会导致孩子产生饥饿感，使孩子的新陈代谢紊乱，引发各种身体反应，就像在患病的时候一样。家庭冲突和家庭中角色的错位会导致孩子疾病的产生。有一半的患病儿童会有毫无来由的恐惧感，并且脑海里所有的其他想法都被恐惧的想法赶跑了。孩子通常会恐高、怕黑、怕开阔的空间、怕不幸的事件、怕死亡（怕自己去世或是父母去世），也怕出现并发症。超过一半的患病儿童在夜间容易感受到恐惧。十分之一的患病儿童会有神经性的反应，具体表现为强迫症行为（吸气、咳嗽、啃指甲等）。

在导致青少年患糖尿病的所有原因中，最常见的原因包括以下几种：因亲人（尤其是母亲）去世而产生的内心动荡，父母离婚后的抑郁心理，暴力。家庭不稳定、害怕出现负面事件或后果会促使患儿疾病进一步发展。在上文提到的每一种情况中，孩子都会受到心理创伤。他的世界发生了变化，破坏了他的适应性反应，导致患病。

过敏

过敏以身体反应或疾病的形式表现出来，疾病机制是主要的组成部分。过敏也常常带有心身性质。过敏反应包括荨麻疹、血管神经性水肿，而过敏疾病包括支气管哮喘、湿疹、过敏性鼻炎等。过敏反应的存在增大了患过敏疾病的风险。

过敏是由体外过敏原进入体内导致的，而过敏原一般是蛋白质。这种反应可能成为一种排斥某种事物的表现——有这种反应的人，不愿意让某种东西出现在自己的生活里。它就像是一种对不公平的抗议，既然无法公开地表达出来，就索性把它变成过敏反应表现出来。

对某种物质的过敏症，可能与某个具体的人、事物和情况有关，而孩子以过敏的方式表达自己对这些事物的排斥。对强烈的感受与情感的压制，与孩子还没有学会好好说话有关，也与行为习惯有关——在某些特定的家庭环境中，孩子习惯性地做出某种明确的行为。当妈妈离家一整天（比如离家去上班），或是父母经常吵架的时候，孩子会出现心理压力和焦虑情绪。错误的教育方式会引发孩子过敏症，因为这种教育会使孩子无法得到足够的内心自由，使人格受到压制，并且总是受到禁令的影响。在这些情况下，孩子失去了内心的和谐，并且用自己的身体发出信号，表明自己非常需要理解和爱抚。

在很多情况下，过敏症的产生情形是相似的。比如，当一个人过度追求清洁时，可能会出现灰尘过敏症，这表明他对家中某人或某物比较排斥。一个人在儿童时期被某种动物咬伤，会成为他对这种动物过敏的前提条件。当他在有压力、有怒气的状态下吃掉某些食物时，他可能会对这些食物过敏。有时候，如果有人经常欺负他，他就会对他喜欢的食物过敏。过敏可能是内心排斥快乐感和满足感的表现，在这种情况下，这个人会对曾经爱吃的食物过敏。

患过敏症的儿童具有一些共同的特点。他们很难适应环境的变化，多疑且爱抱怨。他们很容易发怒，并且有攻击性，任何原因都可以使他们生气并做出攻击行为，因为过敏发作太频繁，甚至会成为一种令人难以觉察的习惯。这些负面情绪会导致身体免疫系统的紊乱，而这种紊乱是过敏反应形成的基础。

在孩子排斥的人里面，最常见的是他们的父母。假如父母和孩子之间的关系遭到破坏，那么孩子心里就会积累很多负面情绪。孩子无法把对父母的怒火和厌恶表达出来，只能发泄在自己的身体上，过敏症就这样产生了。

心身反应的产生原因是孩子内心的矛盾，而这种矛盾是由父母吵架导致的。孩子不能支持父母之间的任何一方，因为两个人他都爱。如果孩子无论如何还是做出了选择，不再把父母看作一个整体，那么他的世界就会崩塌，并产生严重的后果。如果父母之间发生冲突，是因为生活观念不符合，那么孩子会格外地难以接受。

过敏症可能是孩子"想要吸引他人注意力"的象征。在发病时期，很多父母都会给予孩子更多的爱，花费时间来关心照顾孩子，这就使得孩子在潜意识里把生病当作一种满足自己需求的方式并加以利用。

那些被强迫着做事情，违背自己本愿的孩子，可能会患上过敏症。他们可能一直都在自我压制、保持忍耐，直到在过敏反应里找到发泄口。持续的神经紧张和免疫失调，导致孩子对新的物质（其他的事物、花粉、灰尘等）产生过敏症。一直被压抑着的不满和敌意，会表现为孩子身体发炎、皮肤水肿、鼻黏膜和眼睛受刺激感到疼痛等。

常常可以在过敏症的发展过程中找到这样的联系：如果你讨厌某个人，那么你就会对灰尘过敏，进而可能会患上支气管哮喘；如果你很排斥某种状况，那么你就会患上过敏性皮炎或是湿疹。

长期的失败情绪、过去发生的不快事件和良心的谴责也可能会使孩子患上不同的过敏症。孩子内心的冲突（拥有某个愿望，同时又害怕实现它）同样也会引发过敏。

过敏反应的发展和慢性过敏疾病的恶化，不仅可以由接触过敏原、接触负面情绪的来源导致，还可以由与之相关的不愉快回忆导致。当疾病的状态再现的时候，那些相同的身体应答机制又会被触发。只要孩子将注意力转移到其他感受上，那些过敏的症状就很快减退并消失。

在不同情绪的影响下，某些格外敏感的孩子经常爱哭泣，或是容易患上鼻炎。随着时间的推移，哭泣会演变成过敏性结膜炎，而鼻炎会演变成过敏性鼻炎。如果这时他们的呼吸有了显著的改变，那么就意味着他们患支气管哮喘的风险升高了。

当孩子习惯于服从父母的支配、满足父母的期望，以求得认可和关爱时，他可能会压制自己。在这种情况下，过敏是用来得到关注和爱的一种方式，想要摆脱它可不是那么容易的。孩子无法以其他方式达成自己的愿望，而这与家庭教育的特点相关。

假如哺乳期的孩子（他还没有感受过怀疑、委屈、气愤等情绪）表现出过敏反应，那么就必须留意母亲对他的态度。母亲和孩子之间总是会形成强大的心理联系。孩子还很小的时候，就可能被不适感折磨着，而这种不适感，是在与母亲由于各种原因进行沟通的时候出现的，因为母亲的情绪（这情绪实际上是由外来的困难和焦虑导致的，和孩子没有直接关系）能立刻传染给孩子。在这种情况下，孩子过敏就像是一个信号，说明父母必须要认识到自己的内心状况，并因此改变自己的行为。

皮肤过敏反应说明孩子的潜意识里可能有负罪感和孤独感。也许就连他自己都没有意识到自己的状况，但是身体已经表达出对某些事物的排斥和不满。

患有心身疾病的孩子形成了疑心重和容易妄想的性格，因为他们一直处在焦虑的状态下，又经常生病，致使他们的父母花费了很多的精力给他们治病。在孩子内心的各种感受中，还包括孩子对自己身体健康的担忧。

贫血

当人患有贫血症时，人血液中的红细胞数量会减少，或是血红蛋白水平降低，也可能两种情况都有。它可以是一种单独的疾病，也可能伴有其他疾病。体内缺铁而患上急性呼吸道感染或消化系统疾病的儿童容易出现贫血的症状。这些孩子往往身体虚弱，面色苍白，体重较轻。他们很容易感到疲劳，还诉说自己有头晕的症状，有时候还会头疼。

假如某人患上了贫血症这种心身疾病，说明他缺乏积极的情绪（首先是快乐）。假如孩子不相信自己，对生活感到恐惧，对生活中发生的事件也感到恐惧，那么他的身体状况就会发生改变，而患病的风险也会增大。

只有父母才能提高孩子的自信心，教会孩子不要惧怕生活。孩子是否能学会保持愉快的心态、应对困难呢？这一切全都取决于父母。

急性呼吸道感染

急性呼吸道感染包括鼻炎、咽炎、气管炎和支气管炎。这些疾病可以独立出现，也可以结合其他疾病出现。基本上所有孩子都得过这些疾病，而这些疾病的主要症状是流鼻涕、咳嗽。有一类特殊的儿童经常患急性呼吸道感染疾病，这些儿童的特点是身体虚弱、免疫力低。

在很大一部分易患病儿童的家庭里，都有着不良的心理环境。父母通常会严格教育、过度监视他们，或者正相反，父母允许他们做任何事情，认为他们是完美的。在心身性质的急性呼吸道感染病例当中，有超过一半的孩子患病都是在母子关系遭到破坏的基础上发展起来的。

各种各样的原因（与感染、受凉、接触刺激性气体有关）都可能导致孩子流鼻涕和咳嗽。心理原因包括深深的怨恨和羞辱感。对于自我评价和自尊心的变化，孩子呼吸器官能够做出很灵敏的反应。在情绪发生剧变时，伴随着被贬低、自尊心受到侵犯，孩子会立刻出现鼻塞或流出黏性分泌物（流鼻涕）的症状。在与亲人发生冲突的时候，孩子会出现流鼻涕和喉咙痛的症状。相似的反应也会出现在内心产生矛盾的时候：没有诉说出来的委屈导致孩子心里的不满越积越多，从而产生耻辱感和绝望感。在这种情况下，孩子打喷嚏、流鼻涕和咳嗽成为一种表达方式，同时它们也是孩子为消除矛盾状况而做出的一种尝试。

> 　　孩子患上心身疾病的主要原因是，父母不允许孩子在家庭中做自己。孩子不得不扮演出一副听话的样子，努力让自己符合成人的要求，做那些不感兴趣的事情，用肌肉紧张的方式来封锁自己的愿望。

　　当孩子遇到复杂或不熟悉的情况时，他会表现出困惑的状态并伴有流鼻涕的症状。孩子能感受到自己的无助，并且以这样的方式保护自己。

　　当亲人（首先是父母）对幼儿的关注不足时，幼儿会表现出流鼻涕的症状。一旦症状出现，孩子立刻会受到无微不至的关怀，亲人开始与他亲切地谈话，为他治疗，给予他爱抚。如果在这之前，孩子与父母之间、父亲与母亲之间有过矛盾，那么在孩子生病期间，所有人都会把这些矛盾忘掉。一旦孩子康复了，家中的一切又都会回到老样子，父母继续争吵，继续对孩子提出各种要求，家庭氛围又变得紧张起来。孩子想要找回那种状态：父母安宁平和，亲切地微笑着，家人团结一致、和睦融洽。于是，孩子很快就又患上急性呼吸道感染疾病。

　　即使疾病与受凉、接触患者有关，但它仍可能具有心身性质，毕竟生病并不总是由受凉等原因导致的。<u>那些优柔寡断、怀疑自己的能力、容易受到暗示的孩子，容易频繁地患急性呼吸道感染疾病。</u>这些孩子相信父母与奶奶絮絮叨叨的话，如"穿厚一点，不然你会感冒的""别喝冷饮，不然你会生病的""别坐在窗户边，不然你会着凉的""别碰雪，不然你会被冻坏的"等。在很多情况下，孩子们相信这样的话，并且把它们当成指示，最后的结果就是，孩子确实常常生病。成人说出的这些警告，也会让孩子一直保持焦虑不安的状态，使他担忧自己的身体健康。它为慢性焦虑症创造了条件，使孩子的免疫系统一直处于紧张状态，最终会导致孩子的免疫力下降。在生病期间，当家庭环境变好的时候，孩子可能会放松下来并且感到舒适。不良的家庭环境是导致疾病不断复发、成为一种惯性行为的又一个原因。

人们常常认为流鼻涕没有什么大不了的，但是它会使人患下呼吸道炎症和鼻窦炎。鼻塞会导致呼吸困难，破坏人的嗅觉，并且会在一定程度上抑制孩子的智力发育。鼻子的嗅觉细胞可以刺激智力发育，对于孩子的健康成长而言，它们的功能至关重要。

患下呼吸道疾病（气管炎、支气管炎）时，孩子会出现呼吸困难，这可能与父母要求过高、管束过严以及尖锐而不公正的批评有关。情感冷漠、过于严厉的家长，常常会使用高标准、严要求的教育方式，不去考虑孩子的兴趣、年龄特征和性情。在孩子生病期间，他们对孩子的态度会温和得多、宽容得多。因此，孩子找到了表达不满与委屈的方式，并且有机会在生病期间放松身心，稍作休息。

孩子感觉自己受到限制，不能深呼吸，也无法感受到自由，只能发出咳嗽的声音——他试图以这样的方式，将自己的情况告诉给身边的人。为了证实这一点，可以引用一个众所周知的例子：当你想要咳嗽，却处在一个不能咳嗽的地点，你越想要克制时，你咳得就越厉害，并且咳嗽会多次重复发作。

由于各种禁令和限制，孩子可能会天天克制自己的呼吸。因为害怕让父母失望，担心遭受批评和惩罚，所以孩子会局限在自己的克制表现当中。在这种情况下，孩子胸廓和胸椎的活动性变差，出现了肌肉紧张的情况，并且相应器官的供血状况和神经调节都开始恶化。这一切都为体内器官功能障碍合并感染创造了条件。

对于父母来说，儿童的咳嗽是一个信号——它提醒父母注意孩子的状况，倾听孩子的愿望。对于过度关心孩子的父母而言，频繁患上急性呼吸道感染疾病是一个契机，能够敦促他们做出这些改变：停止对孩子的约束和监管；让孩子参与到父母的生活当中去；教会孩子做自由且不惧怕困难的人。

通过这样的方式，可以让孩子重获健康，帮助孩子克服自卑心理。孩子的个人品质，以及他由于教育和疾病而受到的限制，都会让他与其他孩子有所不同：他更加没有信心、犹豫不决且疑神疑鬼，并且他的沟通技巧、记忆力、专注力和注意力都有所下降。随着时间的流逝，上幼儿园或上小学的孩子会出现很多问题，他们不想处在困境当中，因为没有克服困难的能力和经验，并且下意识地希望自己患病。

常患急性呼吸道感染疾病的学龄前儿童具有这样的特点：易疲劳、焦虑、习惯听取别人的意见、胆子小。经常脱离团体、自己独处会导致孩子孤僻且易怒。孩子的这些性格特点会使他与其他孩子隔绝开来，降低他的团队协作能力，使得他追求离群索居的生活——这意味着他将再次"投入疾病的怀抱"。如此一来，急性呼吸道感染疾病就成了典型的心身疾病，孩子很难从这样的死循环里摆脱出来。

有时，刚开始上幼儿园的孩子也会频繁患上急性呼吸道感染疾病。在最初的一段时间里，由于生活方式发生了变化，还要和亲人分别，他们可能会闹脾气、生病。一段时间之后，大部分的孩子都能适应新环境，适应儿童的集体生活。假如孩子说自己不想上幼儿园，淌眼抹泪地留在那儿，并且在一天结束以后悲伤地回到家，那么这意味着他在幼儿园里过得并不舒服。在这种情况下，孩子患上的急性呼吸道感染疾病可能就是心身疾病，这是一种逃避上幼儿园并能留在熟悉的家庭环境中的手段。

胆道运动功能障碍

在患上这种疾病之前，孩子首先会患上消化系统疾病和神经循环性肌张力障碍。上述的这些疾病，以及加入其中的胆道运动功能障碍，在很多情况下都是心身疾病。

家庭环境紧张、矛盾频发，还有错误的生活方式都是引发孩子患病的原因。教育方式的错误会导致孩子处在焦虑的状态下，很少活动，并且用错误的方式进食。压力和负面情绪会破坏胆道的活动性，导致胆汁流动停滞和消化不良。"与亲人之间的关系"在这其中起着重要的作用。患病的孩子自述有头晕、头痛、恶心、肋骨右侧和上腹部疼痛的感觉，并且会有腹泻和便秘的症状。错误的饮食习惯（尤其是食用油腻、油炸的食物），会导致状况进一步恶化。

在各种压力和其他因素（食物、精神负担和身体负担）的影响下，疾病逐渐发展并进入恶化期。疾病通常在孩子进入学校的时候显现出来，此时他来到了一个新环境里，必须掌握新的行为方式，承受巨大的心理压力和情感压力。各种压力和焦虑会导致孩子胆道痉挛和胆囊部位的疼痛。胆道运动功能障碍是孩子患上肝胆疾病、胰腺疾病的基础。

耳炎

耳炎指的是耳朵的炎症。当孩子受到的教育具有某些特征的时候，他就会患上具有心身性质的耳炎。假如孩子的耳炎常常复发，那么父母就必须对他前一段时间的经历加以注意。

也许，父母和孩子曾经由于各种原因吵架，亲子之间对彼此都很不满，并且不去倾听对方所说的话。这时候，作为家长，想想自己与父母的关系吧，他们曾经倾听过你的话吗？你又可曾倾听过他们的话呢？也许，"不能相互倾听"已经成为你们家庭的习惯。不同世代的代表人物之间的关系，常常会导致这种习惯的形成。孩子不想听到责骂、教训和指示，可能就会患上疾病，而反复发作的耳炎会导致听力下降。不快乐的生活、太多未解决的问题、交流负面情绪和新闻，以及沟通不真诚等，都会促使孩子听力下降。

孩子患耳炎和听力下降的背后隐藏的可能是对自己的不理解，以及没有倾听自己心声的能力，这时孩子并不知道自己想要什么，为什么要活着。在疾病的驱使下，孩子和周围的人隔绝开来，与其他人的沟通变得更少。假如向一个孩子提出很多要求，那么他可能会装作没听见，或是根本不理解成人的话。在这时，孩子还并不总能意识到自己对那些自认为不公平的批评和责备心怀愤怒，但是愤怒之情是存在的，并且在他的体内越积越多。

听力持续下降，甚至失聪，常常出现在以下的情况：一个人的脑海中总是不停地响起自己与自己的对话。孩子总是以这样的方式，时刻准备着为自己辩护、开脱，或是反过来加强自己的怨恨。

那些不听他人建议的孩子，他们的耳朵常常会出现问题。有时，年龄较小的孩子患上耳部疾病，是对教师的攻击性行为（对所有人都严格要求、在课堂上大喊大叫）的防御反应。在任何情况下，耳部疾病都是一个信号，提醒父母注意家庭中的沟通状况。

口吃

口吃是一种语言障碍，通常在儿童时期出现。它的表现方式各有不同：在说话时频繁重复某一个音、音节或单词；发声肌肉在发音之前过于紧张，可能还伴有抽搐现象，也就是肌肉痉挛。

口吃通常是由惊吓导致的。此后，在有其他人在场的时候，孩子会表现出害怕发言的状态，导致口吃的程度不断加强。

口吃的孩子既有说话的欲望，又不愿意把话说出口，这会导致他对听众产生攻击行为。<u>当孩子面对主导、控制自己的人（也就是父母或者有权威的成人）时，他的口吃会变得更严重。</u>假如口吃使孩子得到了某些好处，比如，父母在家中给予孩子宽容，上课时老师不让孩子口头回答问题，让他以做书面作业的形式代替说话时，那么疾病就会加重。

如果找到口吃的原因，并且不再让口吃变得更严重，那么孩子就能够恢复正常的言语表达水平。通过心理医生和言语治疗师的帮助，即使孩子再严重的口吃也能被成功治好。

如果孩子从很小的时候就被禁止说出自己对于某个问题（哪怕是最简单不过的问题也不行）的意见，那么在受了严重的惊吓之后，孩子可能会患上口吃。如果家庭成员忽略孩子的要求，不考虑他的愿望，那么他就会一直被约束着，对他而言，说话成了一件很困难的事情。

　　"无法捍卫自己的权益"会导致人患上口吃。对于孩子而言，成人就是权威，他们的话语和行为一直都是不容置疑的。如果父母一直打压孩子，那么孩子就会一直焦虑、恐惧，并开始口吃。

　　如果成人总是批评驳斥孩子说的话，那么孩子就算没错，也会觉得自己错了，并且感到沮丧。孩子失去了主动性，害怕说话，而这种恐惧会成为他患上口吃的原因。

　　对口吃和表达思想的恐惧，会影响孩子的生活方式，影响孩子与周围人的关系，甚至会影响孩子的思维方式。口吃会让孩子产生痛苦的感受、经受巨大的折磨——他们断断续续的话语、抽搐着收缩的呼吸肌肉和发声肌肉都可以证明这一点。对孩子而言，谈话成了一种压力。有时这会导致幼儿完全不再说话，在很长一段时间内（有时是好几年）保持沉默，但与此同时，他们不仅能理解别人的话，还能做出适当的反应。

　　如果父母在早期就注意到孩子的语言变化，那么应对这种神经官能症就变得容易得多。父母改变教育方式和对待孩子的态度，能够促进口吃的治疗进程。

　　患口吃的一般是3~5岁的儿童。在这个年龄段，儿童已经能够很好地理解语言，正确地组织语句了。随着词汇量的增加，他们能说出很多话，但是他们知道的东西比能说出来的多得多。在这个时期，孩子之所以重复说某些音节和词语，是因为他们在寻找词汇和句子来表达自己的思想。一旦孩子开始更自信地说出自己的想法，那么他说出来的话就不再是反反复复的。如果父母能够平静地对待这段语言形成期，那么孩子就能迅速克服这个障碍。父母错误的教育方式和心理创伤（恐吓、严重的体罚），会使孩子反复说话的行为变成一种固定现象，导致孩子患上口吃的毛病。在情绪和压力的作用下，孩子的口吃会变得更加严重。

儿童时期（但并不仅限于儿童时期）的口吃现象常常因为其他家庭成员有口吃。在这种情况下，孩子患上口吃可能是模仿他人行为的结果——出于某种原因，孩子模仿别人口吃的样子。这也可以证明，这个家庭中的人容易患上神经官能症。

当孩子的生活中出现重大的改变（长牙、开始上学、进入青春期、女生开始来月经）时，口吃可能会周期性地出现或加重。家庭冲突和儿童团体中的矛盾也会导致孩子言语障碍。

在儿童团体当中，有些孩子常常会提起口吃患儿的缺陷，甚至对此加以嘲笑，使患儿感到非常痛苦。假如这种事情发生在家庭中，那么对于孩子来说，这种情况将是难以忍受的。

甲状腺疾病

甲状腺的自身免疫疾病主要属于心身疾病。这类疾病伴有甲状腺功能减退、甲状腺功能亢进的症状，或是螺旋式发展。该病的产生是由身体免疫系统的紊乱导致的，此时免疫细胞会把甲状腺组织当作外来物质，并且产生针对"外来物质"的抗体。疾病随着甲状腺素合成的多寡而变化。当出现甲状腺功能减退时，甲状腺素合成量不足；而当出现甲状腺功能亢进时，甲状腺素合成量过高。

甲状腺影响着人的代谢过程、生长发育、智力功能、情绪状态和身体状态，而甲状腺素可以调节各种体内器官和系统的活动。甲状腺疾病常常出现在孩子长期遭受压力和心理创伤之后，其中包括与家庭关系相关的压力和创伤。在甲状腺疾病的产生与发展的过程中，可以追溯、寻找孩子心理方面的前提条件，而疾病本身也极大地改变了孩子的性格。

儿童的甲状腺功能减退表现为智力与身体发育迟缓、易疲劳、萎靡不振、嗜睡、记忆力减退。在这种情况下，患儿还会出现血压降低、体温降低、皮肤苍白和便秘的症状。比起同龄人，患甲状腺功能减退的孩子学习成绩更落后，活动也更少。他们拒绝做家务，抱怨自己累，不肯表现主动性，也没有喜爱的运动。

"绝望"是人患上甲状腺功能减退的心理前提条件。如果孩子在家庭里受到压制，被逼着做一些违背意愿的事情，无法做自己真正感兴趣的事情，那么就有可能患病。逼迫孩子做单调的活动，会对孩子产生格外消极的影响——他最终无法坚持抵抗，只能不断地屈服，并且失去改变某些事物的希望。

甲状腺功能亢进表现为过度兴奋、容易激动、对很多事物感兴趣，并且神经系统薄弱。<u>患该病的孩子会有心跳加快、双手颤抖、多汗、体重减少、语速变快的症状，并且会出现睡眠障碍。</u>

导致甲状腺功能亢进的原因一般是心理创伤。心理创伤出现在童年早期，与亲人的去世或父母在情感上对孩子的排斥、家庭成员间的关系不和睦有关。在这个背景下，孩子会出现不安全感，缺乏依赖性，并且开始在潜意识里把自己和某些人（其中某个人的爱和关心对他而言很重要；而另一个人把爱与关心从他身边夺走）等同起来。这会导致心理压力、身体负荷，以及不断的内心斗争。孩子的自我评价变低，开始成为不自信的人，并且总是生活在恐惧中。要想克服恐惧，需要做出很大的努力，这就逼迫孩子时时刻刻为行动做好准备，承担过大的压力。在这种情况下，孩子常常会开始关心自己的小弟弟或小妹妹，把本应属于父母的重担放在自己的肩上。这一切都会增强他们的攻击性，导致竞争，使家庭中一直保持着紧张的气氛。

孩子在学习时可能也会表现出责任感过高的情形。恐惧感被赶出脑海，会使孩子过于渴望做班上的佼佼者。除此之外，为了学会困难的科目，解决很多习题，每门科目都拿到好成绩，能力中等的孩子可能会把自己逼到疲惫不堪的地步。这样一来,孩子的坚持就建立在了责任感("必须要学习""得拿到满分")的基础上,而学习实际上并没有给他带来快乐。

这样的孩子,在童年时期就被逼着做独立的人、处理一些还无法应对的事务和困难。他们不仅被卷入父母之间的矛盾中,还被逼着教育小弟弟和小妹妹。父母不向孩子提供精神上的支持,使得孩子不得不学会独自面对一切,早早地与父母分离。他们懂得很多事情,付出太多艰辛劳动。在父母的这种影响之下,孩子看起来可能像一个成熟的人,但是事实并非如此。他的克制和责任背后隐藏着太多东西:软弱、对生活的恐惧、对死亡的恐惧,以及对生存的渴望。正是由于这个原因,他的生活才变成了一场争斗,与自己争斗,与环境争斗,与周围的人争斗。

患有甲状腺功能亢进的孩子似乎是在为了别人牺牲自己,因为他们为了获得成功、取得成果,一直都在过分努力。与此同时,有些幸福的孩子不需要一直超越自己,因为他们的父母就爱他们本来的样子。患该病的孩子会对这些幸福的孩子表现出不友好的态度,而且他们根本意识不到自己的态度不友好。

当孩子缺爱的时候,他的甲状腺就会受到影响。无助、无法改变某些事情会导致隐藏的怒火愈燃愈烈。如果成人不让孩子说话,一直重复说这样的句子"不能这样说""别说了,不然会有人听到的""你别这样说话,别人还指不定怎么想呢",那么孩子在无法公开表达自己意见的时候，就会出现甲状腺的问题。在内疚和耻辱的影响下，自我压抑的结果就是孩子身体在持续紧张的状况下工作，这会导致甲状腺组织增生，以及甲状腺肿、囊肿、肿瘤的出现，也就是心身疾病演变成了身体的病变。此时孩子需要的已经不仅仅是心理治疗了，还需要进行外科手术干预。

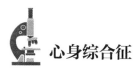 **心身综合征**

抑郁症

抑郁症表现为持久的情绪低落，在青少年群体当中较为常见，伴有整体的活力减退现象（运动缓慢、思维迟缓）。因为学龄前儿童的特点为活跃度高，如好动、好奇、有沟通意愿，因此他们很少患抑郁症，或者他们的抑郁症仍然未被察觉出来。

孩子患上抑郁症，说明他抑制了潜在的情绪，对自己不满意，并且不能获得积极的情感。抑郁症常常出现在孩子所在的家庭环境不良（父母有冲突或离婚）的时候，与家中出现二胎、亲人的死亡有关。兴趣狭窄、孤僻、害羞、在情感上被父母抛弃的青少年，更容易患上抑郁症。

在患上抑郁症期间，孩子会表现出情绪低落、易怒、萎靡不振、食欲减退或增加、睡眠障碍（白天嗜睡并且夜间失眠、做噩梦）的症状。在这个时期，孩子不想上学，成绩变差，什么都不想做，变得愈发孤僻、冷漠，有时还会表现出攻击性。患抑郁症的青少年会被自卑感、内疚感、无聊感折磨，还可能会将"身体状况变差"的事实说出来。

肠易激综合征

由于社会心理适应能力低、大肠的敏感度和运动功能受损，孩子会患上肠易激综合征。该疾病分为三种类型，每种类型的主要症状如下。

第一，腹部疼痛，肠道胀气型；第二，腹泻型；第三，便秘型。

如果孩子大肠的功能紊乱症状与肠道疾病无关，没有出现体重减轻、贫血、寄生虫和细菌感染的情况，那么这些症状就是心身综合征的表现。

压力会引发疾病的进一步发展，尤其是在疾病的形成期。在这个时期，孩子习惯于控制自己的生理功能。在遭受到压力的情况下，大肠（乙状结肠）的活动性发生变化，导致大肠对水、钾离子、钠离子、氯离子的吸收减少，肠道压力增加，腹部有响亮的咕噜声，以及腹泻。此时，腹部的疼痛可能会预先出现。

　　如果孩子的疾病多种多样、经常复发，并且无法被归结为某一大类疾病时（有时腹痛，有时头痛，有时皮肤瘙痒），应当考虑一下这些疾病是否具有心身性质。

　　患有肠易激综合征的孩子容易有焦虑、愁闷、忧郁的情绪。他们通常会嗜睡，并且情绪变化无常。病人的特点是具有癔症性的表现和恐惧心理（常见的恐惧心理包括对无意识排气、排便的恐惧，以及对死亡的恐惧）。

　　该病的症状表现为"便秘型"倾向的孩子会表现出对权力的渴望，以及害怕失去的心理，因此他们会尽力成为领导人物。"想要控制自己的母亲"是他们的一个很有特点的愿望。

　　他们有与排便疼痛、内向、高羞耻感相关的负面情绪。在家庭以外的不熟悉的环境中，他们的这些情绪会变得更加激烈，于是会出现便秘的症状。家庭中的矛盾、亲人的死亡、上学前的恐惧会夺走他们的安全感，肠易激综合征的症状也会不断加重。

　　该病的症状表现为"腹泻型"倾向的孩子具有行为幼稚的特点。他们不会积攒怨恨，喜欢给别人做事情、送礼物。腹泻的症状常常是在压力的影响下出现的，很少是由恐惧和愤怒这类情绪引起的。

　　受到精神创伤（父母和近亲去世或患重病、父母吵架、同龄人之间吵架、父母离婚）影响的孩子，可能会患上肠易激综合征。

第五章

预防并治疗心身疾病的方法

——改善家庭关系

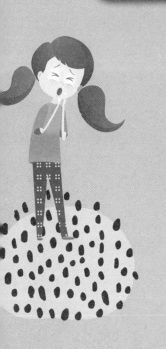
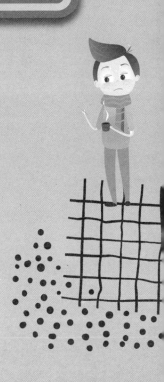

重视家庭对儿童人格发展的影响

家庭最重要的一个职能就是教育孩子，即我们的下一代。这样的职能影响家庭中现有的规则、父母之间的角色分配，还影响着父母的行为。父母必须照顾孩子，教育孩子，为孩子负责，促使他们成长。父母最初的任务就是，使孩子信任这个世界，给予孩子依赖感，并且让孩子拥有对沟通的需求。

家庭和谐对亲子关系的良好影响

家庭和谐对孩子的人格形成具有积极的影响。在这样的家庭里，人可以展现出各种形式的生命活力，孩子可以拥有特定的生活方式，开始熟悉并接受某种文化。从出生开始，孩子就被接纳进入大家庭，在受教育的过程中明白是非好坏。他以父母为榜样，明白了什么是长期的情感关系，并且与父母互动，获取自己的经验。如果家中的情感关系建立在爱和接纳的基础上，那么孩子就会无意识地仿效这种互动机制。

亲子关系在保持家庭完整中扮演了重要的角色。这种关系是长期的、持久的，并且随着孩子的年龄、父母的关系而发生改变。父母对孩子的情感态度（也就是爱与接纳），以及孩子反过来对父母表达出来的态度（依恋感和其他情感等），都会影响亲子关系。对于亲子双方而言，亲子关系一直具有极大的重要性，常常凌驾于其他人际关系之上。亲子关系的特点取决于父母参与其中的程度、关心孩子的程度和满足孩子需求的程度，也取决于交流方式、解决冲突的方式和教育方法，还取决于给予孩子的独立与约束的程度，以及对某种教育方针的贯彻程度。

父母爱的多少取决于对孩子的接受程度

父母对孩子的情感态度以父母的爱为基础，如果不接受孩子（也就是承认孩子的价值），父母的爱就不会存在。成人与孩子的亲近程度，或者成人与孩子之间的疏远程度，都取决于父母对孩子的接受程度。

人们把孩子对父母的态度称作"依恋"。当父母表现出无条件的爱，帮助孩子发展人格的时候，"依恋"可能具有积极的作用；如果父母的爱是有条件的，那么"依恋"就会产生消极的作用，表现为心理依赖的形式，导致心身问题的出现。

如果父母的爱是无条件的，那么孩子就是安全的。他能明白自己的价值，而他的需求也能得到满足。这样的孩子一般都是健康的。

如果父母的爱是有条件的，那么孩子要想获得这种爱，就只能靠"赢得"的方式，仿佛爱是对某件事情的奖赏。对孩子而言，这些态度中充满了惊慌、恐惧和迟疑。

当父母开始排斥孩子，敌意代替了爱意，或是不能理解自己对孩子的感觉时，父母可能就会对孩子产生矛盾的态度。

父母对待孩子的态度可能是冷漠的，即漠不关心、不够理解、有隔阂。心理不成熟的人通常会这样表现自己，他们没有发展出作为父母的本能，也没有父母应有的智慧。

家庭里的成人可能会变相地排斥孩子，比如，向孩子表达负面情绪，忽略孩子等。

没有和谐的亲子关系，就没有平静的家庭。在改善家庭关系的过程中，夫妻二人都要学会认识并接纳自己和另一半。在改善亲子关系的时候，也必然会用到这种方法：必须接受孩子，只因为孩子存在于这个世界里，他不仅是你的孩子，还是一个单独的个体。

父爱或母爱被破坏的原因

父爱与母爱被破坏的原因是多种多样的。也许是因为个人要求没有得到实现。比如，由于分娩、教育孩子，父母失去了受高等教育的机会；由于需要照顾年幼的孩子，父母失去了沟通、睡眠、休息的时间，或者说这些时间大大地减少了。父母对孩子可能会有不充分的认识，夸大他的缺点，或者凭空捏造一些不存在的事情。这样，父母就会承受不了自己的负面情绪，对孩子产生厌恶感。

当父母遭受心理创伤的时候，父爱和母爱有可能被破坏。比如，孩子出生的时候，或是刚出生不久的时候，正好发生了一些悲惨事件（失去亲人等）。此时孩子，以及一切与孩子相关的东西，都在提醒着那场悲剧事件。

一些幼稚、神经质、性格病态，以及患有情绪型人格障碍的父母，对孩子的态度也可能是不恰当的。假如孩子在成长发育过程中变得更加活跃、不遵守纪律、容易冲动，父母可能会改变自己对待孩子的态度，尽管有时候孩子的这些变化可能是由教育缺陷或性格特点导致的。

父母把孩子性格上的矛盾当作软弱、不成熟、心理发育滞后的迹象，毕竟他们认为孩子不想变成熟，也就是变成像他们那样的大人。在这种情况下，最重要的就是弄清亲子之间出现分歧、交流方面出现矛盾的原因，并且认识到孩子的个性，明白孩子有"做自己"的权利。

此外，对婚姻不满、夫妻关系方面存在的各种问题，都会影响父爱和母爱对孩子爱的程度。

亲子关系中的 6 个阶段

美国女作家艾伦·加林斯基著有多本儿童教育的书籍，她认为，亲子关系中会存在六个阶段。

（1）想象阶段

这个阶段从受孕时期开始，是父母地位的基础，并且也会成为亲子关系的基础。其中包括对教育、父母形象、孩子、与孩子的互动方式的想象。

（2）养育阶段

这个阶段从出生开始到孩子一岁为止。父母学着与孩子互动，亲子之间产生了依恋，成人形成了价值观的框架，有了家庭中的角色分配。

（3）权威阶段

这个阶段处在儿童2~5岁的时期。父母教会孩子许多技能，教会孩子沟通，向孩子灌输家庭和社会中的行为规则。在这个时期，父母会对自己的教育活动做出最初的评价。

（4）综合阶段

这个阶段与儿童上小学的时期相吻合。在这个时期，父母会审视自己的教育方法。

（5）独立（青春期）阶段

在这个阶段，儿童处于青春期。家庭中出现权力结构的变化，因为父母必须考虑到孩子的独立性和自主性。在此期间，成人要么成为青少年的"大朋友""大伙伴"，要么亲子之间会出现对抗和冲突。

（6）分离阶段

成人明白，孩子已经长大，成了独立的人，于是对孩子放手。他们会重新思考自己的人生，并且对自己做出评价："我曾经是怎样的父亲/母亲。"

如果父母的爱是无条件的，那么他们就能成功通过这六个教育孩子的阶段。而在人际关系遭到破坏的家庭里，成人无法成功通过前三个亲子关系阶段，这意味着他们没有办法达到下一个阶段。在这样的家庭里，孩子得不到真正的爱，不能充分发展健康的人格，处在不间断的精神压力之下，继而开始生病。

父爱和母爱是有本质区别的

在心理学中，人们把母爱和父爱的概念区分开来，因为两者在起源、内容和表现特点上都有差别。对此，20世纪的两位心理学家艾·弗洛姆和阿尔弗雷德·阿德勒做出了极大的贡献。根据他们的说法，对孩子而言，父亲是孩子规则、规范的来源，他们有权提出要求，并监督孩子完成要求。因此年龄较大的孩子和青少年，能够更加平静地接受来自父亲的惩罚，而不是来自母亲的惩罚。

在教育中，父亲的作用包括鼓励孩子的积极性，鼓励孩子掌握新事物，得到新知识，并且获得成功。这一切可以帮助孩子发展，让孩子成为独立的人，并且克服自卑感。为此，父亲以身作则，向孩子展示如何给自己设立目标、克服困难，以及找出摆脱各种困境的方法。

母亲教会孩子如何去爱，如何向他人表达关心。儿童总是会把母亲的惩罚当作排斥和敌意，认为惩罚意味着妈妈不爱自己。同时，母亲在孩子的社会归属感形成方面起着重要的作用，并且能帮助孩子在这个世界上形成自我意识。孩子期待得到母亲无条件的爱与温柔，向母亲学习在家庭和社会中的特定行为模式。孩子与母亲的关系，对孩子建立朋友关系有影响，同时也影响孩子建立其他关系。但是母亲不应当一门心思扑在孩子身上，因为她与其他家庭成员的关系、她参加的其他社会活动也都有着重要的意义。

母爱与父爱在心理学上的不同表现，会扰乱孩子的成长发育，影响孩子的个性和健康。

父母与子女间的关系受到各种因素的影响，如年龄、孩子的数量以及孩子在家里出生的顺序等。夫妻关系的特点也影响亲子关系，影响父亲和母亲对不同性别的孩子的态度。如果夫妻二人相处融洽，那么父亲就会充分地承担起教育孩子的义务，有助于培养女儿的女性特质和行为，培养儿子的勇气、责任感、独立性和坚强的性格。

如果夫妻二人相处不和谐，那么家庭成员中就会产生各种相互对立的小团体。比如，母亲和女儿团结起来对抗父亲，而父亲则煽动儿子反抗母亲。在这样的家庭里，爱的缺乏和神经官能症折磨着所有人。

夫妻关系的破坏，可能会导致父亲或母亲对与自己性别相反的孩子表现出冷淡的态度。有时，父母中的一方会试图在儿子或女儿身上找到另一半在婚姻中所缺失的品质。比如，母亲会把儿子当作支柱，寻求他的支持，结果就是对儿子的要求过高，赋予他过高的责任，甚至还剥夺他的童年。

如果家中有好几个孩子，那么父亲常常会更加关心年龄最大的孩子，把自己的希望寄托到大孩子身上，并且期望他获得巨大的成功。母亲常常更依恋年纪最小的孩子，因此对小孩子会更加宽容，不仅纵容他，有时还会任由他胡闹。

对父母而言，在接纳孩子这方面，很重要的一件事就是孩子要听话。当父亲在家庭中拥有地位时，孩子会成为守纪律的人。性格难以相处的孩子，一般成长于问题家庭，并且常常被母亲排斥。这会使家庭关系发生一些改变，也会成为导致冲突和其心身疾病的原因。

维持家庭的和谐和父母的权威

为了使孩子保持健康，维持家庭的和谐关系和父母的权威是很重要的。在家里，孩子汲取父母的经验，继承父母的性格特征与行为特征。为了使这些社会机制启动运转，父母的权威有着极大的推动力。

父母的权威有可能是形式上的，只取决于他们扮演的角色；也可能是功能性的，与经验和能力有关；还可能是个人的权威，基于他们个人的品质。

亲子沟通的频率和特点、理解孩子的能力、帮助孩子解决令人困扰的问题、对孩子的事情的了解程度、对自我完善的渴望及亲子关系的发展，都会影响父母的权威。有些父母试图用压迫、收买和耀武扬威的方式来赢得权威，这是错误的。

改善亲子关系的 13 条策略

对教养的不自信，过度照顾、溺爱和纵容孩子

有时候，心身疾病的先决条件是在孩子出生后立即出现的。比如，那些年轻的父母对于新的责任和孩子的教育还没有做好充分的准备。在婴儿出生后的前几个月，年轻的父母遇到了很多问题，处于不安和焦虑的状态。陪在小婴儿身边的他们可能会感到没有信心，为了成为好父母，他们开始对孩子过度照顾、溺爱并纵容。

由于缺乏经验，年轻的妈妈必须向年长的亲人和朋友寻求建议，在书中和网上寻找许多问题的答案。这一切都会加重她的焦虑，并且使她不由自主地改变自己的行为。她开始严格地执行各种

各样的建议和护理指导，与此同时，她给予孩子的爱与温柔却在变少。有时年轻的妈妈与他人打电话谈孩子的事情，但是与他人交流得越多，跟孩子反而交流得越少。

在对待孩子的问题上，妈妈的交流和不自信会一直保存下来，甚至在以后的生活中也依然存在。孩子已经长大了，变成了一个很独立的人，但是妈妈仍然会继续担心孩子。在孩子的身边，妈妈的压力越来越大。孩子会对妈妈的这种状态做出灵敏的反应，一直和她一起处在压力之下，最终导致自己患上各种各样的疾病。

教育的特征反映出了父母的信心不足。他们不能坚持采取理智的方法，成了过于苛刻而严格的人，有时会出人意料地来个意见一百八十度大转弯，并且继续以这样的方式保持家中的紧张关系，并且最终导致孩子患上神经官能症或者其他心身疾病。

审查现有的亲子关系和教育模式

为了改善家庭状况，预防并治疗心身疾病，父母必须要多多审查现有的关系和已经习惯的教育模式，并且关注最重要的东西——与孩子的关系。父母必须要教会孩子信任父母的思想和情感，教会孩子分享自己的情绪和恐慌。一定要在家中营造友好的气氛，让孩子在父母身边感到非常安全，使孩子明白，父母是爱他、支持他的。如果在教育的过程中需要表达对孩子的反对和批评，那么就要做得委婉得体，对孩子加以解释。同时绝对不可以侮辱、贬低孩子，也不宜在公开场合批评孩子。

如果儿童疾病的基础是心身反应，那么这些改变会促进积极结果的产生。在对心理有利的条件下，孩子会觉得自己更加平和。如果父母不再强硬地约束孩子，并且放低要求，学会与孩子谈论各种话题、聆听孩子的话语，那么孩子就能够摆脱持续的焦虑情绪。所有这一切，都会使孩子的发病因素不断减少，而这些发病因素，不仅有来自父母这一方的，还有来自孩子这一方的。这样一来，孩子就有机会针对各种各样的刺激因素，产生适当的新情绪反应和身体反应。

家庭内部的改变对所有人而言可能都是相当艰难的。有心身问题的孩子很难适应新事物，但是积极的改变对家庭成员的关系和孩子的健康都是有利的。

改变自己的行为，不促进孩子疾病的发展

为了预防并治疗心身疾病，有一件极为重要的事情就是不去促进疾病的发展。父母需要看到所有的病情发展机制，改变自己的行为。应当考虑孩子的能力，但是不可以在他生病的期间，大幅度地改变对待他的态度。在这样的情况下，对孩子的很多行为"开绿灯"是错误的事情，其中包括允许孩子做之前不能做的事情、送孩子很多玩具和糖果等。最好等到孩子康复、必须与父母进行交流、需要得到父母的关怀和温暖的时候，再改变对待孩子的态度。此时孩子就不会为了满足自己的需求、解决复杂的状况而惦记着自己的疾病，甚至故意引发心身疾病。

真正地接受孩子本来的样子

回想一下，当孩子健康的时候，你是如何陪伴孩子的？你有没有与孩子玩耍、谈话与亲热的意愿和精力？带给孩子快乐的是什么，孩子是否有感到快乐的理由？积极的情绪对全家人而言都是有益的，因为它们能抵挡疾病，维持身体健康。

请试着真正地接受孩子，接受他本来的样子。他肯定有优秀的品质和足够的能力，并且可以在你的帮助下不断发展。请将他的能力与年龄、健康状况、现有的经验结合起来考虑，别要求太多。有一件很重要的事情，就是要让他明白，他在父母心里永远是个好孩子，父母会爱他、支持他，会永远帮助他。因此，请为他找到一些不仅对他的身体和总体发展有益，还令他感兴趣的活动。

不给孩子增加额外的心理负担

不要给孩子增加学习、体育锻炼或家务上的负担。患有心身疾病的孩子在本质上具有虚弱、易疲劳的特点，因此建议给这样的孩子设定明确的日常作息表，合理地进行劳动和休息。

在创造良好的条件、与孩子搞好了关系以后，请吸引他来帮助父母做家务活，而且不要忘记留给他一些空闲时间，让他可以凭自己的喜好做一些事情。请给他一部分独立自主的空间，让他忘记父母的管束和照顾。在这之后，父母最好在他的身边坐一坐，倾听他对课业活动和内心情感的描述。

虽然现代生活节奏快，但还是要每天找到一点点交流的时间，把其他所有的事情都放到一边，与孩子平等地谈谈——这一点是非常重要的。同时，无论如何还是要保持一副做父母的样子，这样孩子才能感受到父母的善意、信心、平静和理解。

留意孩子在学校的处境

请注意孩子在学校或幼儿园里的处境。如果他没有在家中学会克服困难，那么"频繁生病"就会成为他处理困难的反应。假如孩子在学习的时候（尤其是在小测验、考试前）生病，并且在假期康复，这就说明孩子有神经官能症，而他的头痛、腹痛、恶心及其他症状都是心身反应。这说明孩子的压力过大，或者父母、老师等人对他的要求过高。在某些情况下，父母必须对孩子在学校里的矛盾加以干预，毕竟只有父母才能保护孩子。因此，父母必须弄清楚孩子生病的原因，以及孩子不愿意上课的原因。

留意孩子日常的身体状况

请关注孩子在家里居住的舒适度：他的床是否舒服，床垫的硬度和弹性是否适中，你是否给他穿着过紧的衣服，他有没有符合自己身高的桌椅等。

细心的父母总会注意到孩子不舒服，或是衣服紧到呼吸困难，必须蜷缩在一张小小的桌子边等。同时，保持正确的体态是预防心身疾病、保持健康的一个重要因素，脊柱的状况、身体供血、内部器官的调节和身体对不同情绪、各种生活情境的反应，都取决于它。

家庭教育方法引发了特定的情绪，以及各个身体部位的肌肉紧张，导致孩子的体态和身体状况都有所改变。某些家喻户晓的俗语印证了这一点："脖子上像有块大石头""肩膀上仿佛卸掉了一座大山""负罪感和责任感的重压"等。

通常，关系和谐的夫妻会认识到自己的状态，留意自己的情绪和身体反应。这样的父母很容易理解孩子的身体语言，透过孩子的反应看到某些本质。在这样的父母身边，孩子会健康、幸福而和谐地成长起来。在家庭中充满矛盾的时候，夫妻俩不再理解人，并且他们最不理解的人就是自己。他们注意不到自己的紧张状态，也注意不到孩子是如何成了吵架的见证人，更注意不到在亲子交流的时候，孩子的心中发紧、屏住呼吸，还会哭泣和尖叫。这一切都导致孩子的某些身体部位形成肌肉紧张、脊椎血管堵塞的现象，孩子脊椎的活动性变差，体态不佳，从而影响身体健康和性格。

根据孩子年龄，给予孩子适当的私人空间

请不要忘记，每个人都应当有自己的私人空间。在交流时，私人空间是两个对话者之间的距离，这个距离的远近对两个人来说都是合适的。小孩子对亲人（尤其是妈妈）有着强烈的依赖，因此经常会走到妈妈身边，希望得到妈妈的拥抱，依偎着妈妈，或者坐在她的腿上。

大一些的孩子不太经常做这种直接的接触，因为他们觉得自己更独立了。他们仍然需要爱与温柔，但没有必要把他们强行抱在怀里亲吻，也没有必要把他们禁锢在身边，只需要偶尔摸摸他们的

头，牵牵他们的手，坐在他们身边，搂搂他们的肩膀就够了。

亲子交流时，注意自己的方式和言辞

请观察一下，对父母所表现出来的温柔，孩子采取了什么样的态度，而对待父母的批评和反驳，孩子又做何反应。我们会发现，父母语气温柔会令孩子身心愉悦，而父母的严厉批评会令孩子身心充满恐惧和不安。因此，父母不要在负面情绪爆发的时候接近孩子，这样就不会吓到他，也不会使他内心紧张。因为就算父母说话时只是稍微提高了一下声调，也会被孩子当作尖叫，引发孩子的恐惧心理。

请尽量与孩子在同样的高度进行沟通，为此可以弯下腰来或坐在孩子身边，或是把孩子放在椅子上，这样孩子在领会父母说的话时，就可以不流眼泪，也不会感到委屈。

请在家中制定规则——不要吵架，更不要当着孩子的面打架闹事。永远不要当着孩子的面说别人（尤其是亲人）的坏话，夫妻二人就算在离婚以后，也要互相表现出尊重。在孩子的眼中，父母应当一直是有威信的人。

在家庭心理环境的改善过程中，父母对疾病信号的理解具有相当重要的意义。如果他们能够明白孩子的身体语言，那么就更容易改变自己对待孩子的态度和行为。

请给孩子说出自己观点的机会

请给孩子说出自己观点的机会，教会他们用语言来表达情感。为此请说出自己的状态："我很高兴，因为你……""我稍微有点伤心，因为……"，以及孩子的状态："我看得出来，你很难过……""我明白，你很痛苦……"。这有助于建立联系，防止冲突。表达自己的情绪有助于恢复身体的能量平衡，消除肌肉紧张的现象。在这之后，孩子们通常不会再一遍又一遍地想着那些摆脱不掉的讨厌经历，并且能够将自己的注意力转移到其他事情上。

不要强迫孩子抑制自然的冲动

不要强迫孩子抑制自然的冲动。请回忆一下，作为父母，你在童年时是如何想要快乐地跳起来，如何奔向自己最爱的亲人，如何在受到委屈的时刻攥紧自己的拳头的。如果这些举动仍然在人们可接受的范围内，那么就不需要一直制止孩子，说一些"不要跳！""不要跑！""我来给你展示一下如何亮拳头！"之类的话。

请允许孩子做自由的人，让他的情绪进行自然的过渡。请不要让他养成不断控制自己、压抑自己的习惯，毕竟身体的健康直接取决于人们内心的自由和保持幸福的能力。

不要用教育分歧加重孩子的病情

导致儿童患上心身疾病的主要原因就是内心的冲突。在一个家庭当中，如果父母之间存在分歧，而孩子的内心分裂成好几块（因为他试图同时支持每一方），那么孩子的内心冲突就会加重。请在孩子的身上建立完整的"自我"形象，毕竟他又像妈妈又像爸爸，他身上有良好的品质，是一个独立的个体，而父母都爱他。请与住在家里的其他成人商量好，要如何坚持用一致的方法培养孩子。

不要用分歧来加重孩子的病情。比如，一位家长要求或允许孩子做某件事，而另一位家长却禁止孩子做这件事。这种教育加深了孩子的理智与感觉之间的裂痕，孩子处在内心分裂的情况下，便开始生病。

一些父母很难意识到，他们就是孩子生病的真正原因。他们习惯性地以为，应该做的事情，他们都做了：爱孩子，关心孩子，给孩子吃好穿好。对他们而言，改变自己的内心看法和对待孩子的态度是一件很难的事情，因为他们将注意力集中在疾病的表现（咳嗽、体温升高、皮疹）上。如果他们能够找到家庭矛盾事件与儿童疾病恶化期之间的规律，那么他们就能够做出改变，促进孩子的身体康复进程。

不要毫无感情地与孩子交流

在家庭关系中，父母当中的一方在与孩子交流的时候，往往不会表露出足够的温暖，甚至会完全忽略孩子。爸爸或妈妈可能不会注意到自己在用没有感情的语气与孩子交谈，并且不关心孩子的生活。他们不知道孩子对什么感兴趣，不知道孩子在为家庭事件和其他事件感到担心，也不对孩子的良好行为和成功表示赞赏。孩子试图引起父母的注意，打动他们，但是这些尝试都遭到了他们的排斥，令他们感到气愤。

孩子明白，父母并不把他当作一个"个体"，不倾听他的话，也不考虑他的意见。孩子并不总能意识到自己正在被这种漠不关心的态度折磨着，并且内心也因此积累了太多不满和委屈。因为孩子以自我为中心感知这个世界，如果父母中有一方不接受他，他就会觉得自己是有错的。很快，孩子可能会开始用很差的态度对待自己，失去自尊心。这种情况会对孩子的成长产生消极影响，使孩子无法保持身体健康。

改善家庭成员间的关系

家庭成员的内心冲突，会成为健康隐患

家庭是一个完整的系统，所有家庭成员之间的关系都是相互联系的。在很多情况下，儿童的心身疾病是伴随着父母之间的复杂关系而发展的，父母中间的一方如果常常不接受孩子，不关注孩子，那么孩子一旦患上心身疾病，就只能靠改善父母之间的关系来帮助他康复。

如果已经形成了长期的神经心理压力，那么家庭关系就需要进行改善。家庭就像是一个统一的生命体，而神经心理压力会破坏它的生命活动。

每个家庭在不同时期都会有不同的发展方向，在不同的发展阶段的家庭中会出现不同的要求和目标，但这些要求和目标并不总是与所有的家庭成员相符。有时个别家庭成员意识不到自己的真正需求，于是就屈服于他人的利益，这就会导致人际冲突和内心冲突的形成。

如果某个家庭中有人患心身疾病，那么家庭成员往往具有渴望升职和获取金钱的特点。他们把所有精力都用在建造房屋、购买汽车上，用在某个家庭成员（一般是男人）的晋升上。为了实现这些目标，他们花光了自己所有的时间、精力和金钱。为了获得物质财富，他们常常需要做额外的工作，给自己设下许多限制来省钱。他们将家庭中的所有纠纷、争吵和不满，都与"目标还未实现"联系起来。对家庭生活的不满并不会促使他们反思与之相关的问题，以及可以改善的方面。

相反，为了得到心中"最重要的东西"，家庭成员可能会付出更多的努力。然而，当目标实现的时候，家中的心理气氛并没有变好，成员间反而有了更多的冲突，失去了相对的稳定，对生活的不满不降反增。为了维持现有的关系，一个新的相似目标会迅速出现。这样一来，家庭成员就不会思考相互的关系，意识不到冲突出现的原因，不了解自己真正的需求，当然也就更不会考虑孩子的需求，以及孩子生病的原因。

总体上的不满，需求、期望与现实机遇之间的偏差，都影响家庭成员（尤其是孩子）的健康。如果夫妻二人意识到这些因素，那么两人就会产生矛盾。如果他们不了解家庭状况，否认这些问题的存在，那么孩子就会出现抑郁症、神经官能症和酒精依赖症。家庭中的焦虑常常表现为对健康状况（尤其是孩子的健康状况）的担忧，而且它会影响家庭成员的行为和交流特点。焦虑的基础是无助和无能为力——无法改善家庭关系，无法抵御不可预见的不利情形。其中一位家庭成员会认为自己是一切灾难的根源，觉得其他人把所有的错误都怪在自己身上。尽管这种想法可能不符合实际，但此人的负罪感却会导致家庭关系的破裂。

　　某一位家庭成员产生内心冲突，可能与他承担了更多的责任有关。与此同时，过高的神经心理压力会蔓延到所有家庭成员身上，引发矛盾、冲突和疾病。

　　　　家庭心理治疗的任务包括：帮助所有求助的人回答"我是谁"的问题，使他们学会互相信任，理解身体语言，有效地交流、讨论出现的问题，以求正确地分配家庭角色，建立有助于保持幸福健康的家庭关系。

家庭若不和谐，增加冲突的因素就形成了

在关系健康的家庭中，男人、女人和孩子之间的心理角色有着正确的划分，并且保持着动态的平衡。他们当中的每个人都支撑着"我们"这个大家庭，这个家庭的基础包括爱、共同的价值观，并且团结一致的温馨感和依赖感。各个家庭成员能够看到新出现的困难，以及困难出现的原因，并且能够独立地解决矛盾。

他们会随着时间的流逝发生变化，但同时还保护着家庭关系，使家庭变得更稳固。

在不和谐的家庭中，人们会用尽一切力量去避免改变，避免可能会有的损失，以及面对未知时随之而来的焦虑。家庭中的和谐消失了，形成了增强冲突的特定关系。家庭成员（通常是父母）扭曲地理解了自己所扮演的角色，形式化地对待自己的责任，不能表现出对他人的关心和同情，也无法做出改变。他们常常会相互竞争，比如，当母亲承担了一家之主的角色时，对她而言，丈夫实际上就成了她的第二个孩子。此时夫妻二人之间会发生权力争夺战，而父亲和孩子之间也有战争，不过争夺的是母亲的爱与关心。在后一种情形当中，夫妻二人渐渐地退居到次要地位，避开孩子。他们两个人无法搞清相互之间的关系和矛盾，不能一起做某些活动（其中包括教育孩子）。此时家庭可能会长久地存在，导致人们患上普遍的神经官能症和其他心理疾病，最终以离婚收场。角色行为的矫正可

以促进家庭关系（首先是夫妻关系）的改善，进一步拯救家庭，挽回儿童的健康。

在关系健康的家庭中，权力结构总是有着分级，并且很有灵活性，其中还包含着自己的家规，所有人都理解家规，努力支持、拥护家规。这种家庭里的父母拥有稳定的夫妻关系，并且远离老一辈。他们愿意搞发展，积极地接受改变，履行养育孩子的职能，不把责任转移到孩子的身上。这样的夫妻会互相表现出尊重、诚实和信任，并且愿意在一起。将他们联系在一起的首先是共同的精神价值观、兴趣、各种互补的品质，以及商谈各种问题并且达成一致的能力。

在不和谐的家庭中，总是会出现这样的问题："谁是老大""谁该做这个""错的人是谁"，并且没有人愿意承担起解决问题的责任。如果夫妻之间的矛盾是由误解和不够理解导致的主观矛盾，那么就可以恢复家庭关系的平衡，重新找回家庭和谐。

关系遭到破坏的家庭，更容易遇到以下问题。

（1）由于做了错误的选择，对伴侣有更大的期望，认为伴侣会代替父母，或是会像父母一样。

（2）经常出现的混乱。

（3）不与伴侣讨论重大问题，而是和父母讨论。

（4）失望。

（5）出轨与即将到来的离婚。

（6）以未婚同居的方式逃避责任。

为了使心理环境差的家庭保持稳定，防卫机制出现了。防卫机制迫使所有人保持团结，不让他们看到现实。比如，家里的人中会编造出这样的无稽之谈："我们这个家庭非常棒，只不过其他人不明白这一点。""我们家的孩子体弱易生病，我们正在为了他用尽一切方法。""我们的孩子不听话，我们拿他没有一点儿办法。"等。

这样一来，夫妻二人拒绝理解他们之间的关系，表现出一副不愿意做出某种改变的样子，并且在别人面前为自己辩护。在这些无稽之谈背后隐藏着对彼此的不满和负面情绪，包括恐惧感和负罪感，以及害怕承担责任。这些不满和情绪往往会不自觉地出现。

爆发家庭冲突时，家庭成员要消除分歧

在出现家庭问题时，必须做出决定。而有些夫妻不懂得讨论问题、做出妥协和让步，也不懂得承担责任。这与他们的文化水平有关，也与现有的传统有关。尽管在人们愿意改善家庭关系、维持家庭的时候，学习这些东西永远都不晚。

在和谐的家庭中，教育孩子是夫妻俩的重要目标之一。对于他们当中的任何一个人来说，让孩子"既有父亲又有母亲"都是一件重要的事情。他们允许配偶不断发展，并且会与配偶一起做出改变。他们的家庭目标包括一起度过闲暇时光，进行内容丰富的交流，建造自己的家园。在达成这些目标的路上，他们会消除所有分歧，适应各种生活环境。

在人际关系受到破坏的时候，家庭里会发生冲突，随之而来的就是孩子患上神经官能症和心身疾病。如果家庭成员不能表达自己的感受，或是歪曲自己的感受，那么这些疾病就有可能在孩子身上有所体现。假如在交流过程中，他们互相给出了矛盾的语言信号和非语言信号（也就是说，他们的语言和思想、表情、手势不一致，有时候甚至行为都不一致），夫妻之间会出现交流障碍和性生活障碍。最终，他们会开始互相嫌弃，并且把孩子扯到这件事里来。

在这种情况下，对相互理解的渴望、采用行之有效的交流技巧会帮助人们重建和谐的家庭关系。首先，必须拒绝说出有攻击性的言论，包括威胁、命令、教训和指示等。不可以给伴侣贴标签，不能直接给伴侣负面评价、批评伴侣的行为。建议、安慰、审问，以及试图不再关注各种问题，都不适用于修复人际关系。而同情、情感支撑和对爱意的肯定，都有助于协调家庭关系。

孩子生病期间，父母应该怎样做

正视孩子的心理障碍与情绪有关

为了使出现心身反应、患有心身疾病的孩子康复起来，父母必须要弄清楚他们内心出现矛盾的原因是什么。在刚开始的时候，很多父母不愿意承认自己的孩子有严重的心理障碍。他们认为孩子还很小，不明白成人的生活，因此孩子没有自己的愿望和感受。他们把孩子患病的原因归结到外部环境上（比方说糟糕的生态环境），有时还指责医生的治疗水平不高。

这些父母不明白，对健康影响最大的是家庭关系和家庭气氛，而父母自身出现血压升高、心脏病发作的问题，也与强烈的情绪、巨大的压力有关。

在成人与儿童患病的原因上，出现了这么大的观念差异，这与轻视儿童个性、对儿童关注不足有很大的关系。

如果成人头痛，他们就会要求得到别人的同情，要求周围的人保持安静。但是对于孩子的头痛症状，他们很少会加以关心，而是继续与孩子发生冲突，不在乎孩子是否能听到这些叫喊声和不留情面的话语。

与孩子处好关系，才能使孩子的心灵不受创伤

父母可能会爱孩子，并且给予孩子一定程度上的照顾。在这种情况下，问题不在于父爱和母爱的缺失，而在于父母不懂得要如何与孩子处好关系，才能使得孩子的心理不受创伤，并且还能促进他们的人格发展，保持他们的身体健康。父母常常会忽略一些情况，并且把它们当成寻常可见（也就是正常）的事情。而孩子的心身疾病常常发生在这些情况反复发生的时候。有一件事很重要：假如孩子总是生病，这就说明家里出现了某些问题，因此父母必须开始纠正这些错误。

导致孩子患上心身疾病的最常见原因，是父母采用"灰姑娘""家庭偶像"或"照管过度"的教育方法。同时父母不采取多

种能影响孩子的手段，而是专注使用小部分同类型的手段。比如，当父母采用"灰姑娘"的教育方法时，孩子会缺少爱与温暖。父母只在控制、批评、指责孩子，把孩子与其他人进行比较的时候，才会注意到他。在这样的家庭中，孩子往往会受到惩罚（包括体罚），并且会长成忧郁而自卑的人。这样的孩子更容易罹患心身疾病。

如果父母采用"家庭偶像"的教育方法，那么他们就会允许孩子做很多事情，在所有事情中都能看到孩子的天才表现。孩子会长成被宠坏了的人，在任何时间、任何地点都努力当"领导"，但是却不能和同龄人交朋友，也不能为自己的行为承担责任。他处处想着出风头、做第一，就像在家里一样，但是一切都变得不一样了。于是孩子会有受辱的感觉，被期望与现实之间的不匹配所折磨。

当父母采用"照管过度"的教育方法时，孩子会失去独立性，不断地被父母控制。孩子处在情绪抑郁的状态下，将会患上多种疾病。

当父母对孩子的照管不够时，孩子便得不到父母的关心，一切都是自行处理。缺乏积极的情绪、爱抚和交流，会使得孩子患上心身疾病，而患病则像是一种获取关心的手段。

因此，父母要学会总结错误的教育方式、采用不同的心理教育模式，这样才有助于纠正以上不当行为。

为了孩子的身心健康成长，父母必须给予更多的鼓励和夸奖，进行批评和惩罚时也要适可而止，同时设置合理的禁令和限制，让他有机会展现出独立性，表达自己的思想。在不同的情境下，父母教育孩子时使用的方法越多，教给孩子的适应性行为也就越多。

平常心对待孩子，是治愈孩子心身疾病的核心

当孩子患有心身疾病时，改善家庭关系是治愈它的最重要的因素。但是在很多情况下，却不能让孩子不接受医疗救助。在治疗期间，必须改变习惯性行为，不能让孩子发现患病的好处。

首先，不可以给孩子比平常更多的关心，不能可怜、溺爱孩子，由着他们任性。

请向孩子表现出自己的关心，并给予爱和温暖，但是比起孩子健康的时候，他们生病的时候不可以得到比平常更多的关怀。

可以给患儿寻找平静但有趣的活动，与患儿一起玩游戏，但是不要把生病的日子变成节日。请不要用自己的语言和行为强调孩子的疾病，仿佛疾病是某种特别的东西。

要让家里的环境与平常的条件类似。这不会导致孩子出现患病的意愿或者装病。有时候，年龄大一些的孩子为了操纵大人，就会装病。有时候，多愁善感、易受影响的孩子会臆想出一种疾病，并且开始假装生病，然后就真的生病了。所以，不能鼓励孩子的这种

行为。

其次，注意家庭成员之间的谈话。如果父母经常提起疾病、病人、已经去世的亲属、药物和检查等，那么孩子就会不由自主地变得多疑，担心自己的健康，注意自己身体状况的微小改变。因此，父母请和亲人商量好，少谈论这些话题。

如果孩子的疾病是阵发性的，或是伴有疼痛，那么也不要惊慌。平静地对待孩子健康状况的变化，从而帮助孩子平静下来。在孩子平静的时候，就连药物都会更快更有效地发挥作用，更何况，也许还有机会使用更小的药量，或是根本不用药。

注意孩子的健康状况，但是不要把注意力都集中在疾病上面。请镇定地照顾他，找到其他的交谈话题。

最后，不要把房子变成医院，也不要把药物、健康杂志、体温表之类的东西到处放。如果孩子状况良好，医生也没有叮嘱他卧床休息，那么就不要让他一整天都躺在床上。请让孩子洗脸、穿衣，坐在桌旁吃饭，安安静静地玩耍。这会使他更快地康复起来，不会做出过度不遵守日常作息规律的事情。

请成为孩子的榜样，开始积极地思考，尽量保持身体健康。为此父母需要改掉坏习惯，更多地展现自己的运动积极性，做锻炼，吃更有益、更健康的食物。父母的朝气和乐观会对孩子的健康状况和家庭关系产生积极的影响。

关于改善亲子关系和家庭关系的 14 个建议

必须从自己做起，开始改变自己与孩子和其他家庭成员的关系。在认识到自己的错误之后，最重要的是迈出第一步，克服负面情绪，消除引发孩子疾病的因素。

1. 不要对周围的人产生仇恨与侵略，要努力克制自己，认清自己的状况。请暗自告诉自己，让自己生气的东西是什么。也可以把这件事说出来，但只能用平静的语气说，让其他人能理解自己，并且不会被你的戾气和不满所感染。

2. 请学会平静地与孩子交谈，关心他的想法，给予他选择的权利，考虑他的诉求。不要强迫孩子做他不想做的事情。

3. 在你的内心深处，你肯定爱自己的孩子，因此不要羞于表达自己的感情。请展现出你最好的品质，表现出你对孩子的温情（常常拥抱他，抚摸他的头，亲他）。这样你就可以向孩子展示自己的爱，而你和孩子会更互相信任，彼此的关系也会变得更亲密。

4. 不要在家中表现出坏心情，也不要把自己的众多顾虑和不快告诉孩子。孩子很快就会效仿成人的惊慌状态，并替你感到担忧。因为帮不上你的忙，孩子甚至会有负罪感。请尽量自己处理个人问题，在必要时最好去看心理医生。

5. 注意自己的状态和想法。如果你常常发现自己在生孩子的气，常常有责骂孩子、怪罪孩子的想法，那么出现问题就与孩子无关，只跟你自己有关。

6. 向孩子明确地解释现有规则的要求。孩子必须清楚地理解什么是可以做的，什么是不可以做的，以及这么做的原因。允许孩子做的事情，要比禁止的事情多。请贯彻你的教育理念，遵守既定的规则。

7. 请给自己足够的自主权和自由。假如孩子已经长大了，那就不需要再像小时候那样照顾他了，不必跟随着他的每一个步伐，也不必过度保护他。对他而言，渐渐扩宽边界、熟悉独立的人生，是一件很有益的事情。他可以与其他孩子解决一些问题、选择体育小组，还有其他的很多事情，他都可以自己完成，不需要父母的干预。

8. 不要把自己的所有精力和注意力都集中在孩子身上，也分一些时间给自己，给自己的爱好。这会给你信心和独立，提高你的自我评价，也会使你在孩子眼中的权威变得更高。你不再只想着孩子，并且你的平静、你日益增长的一份自由，都会带给孩子更大的好处。不过请不要离孩子太远，也要对他表现出关心，给予他温情，并且要与他交流。

9. 永远都不要当着孩子的面冒犯他人，也不允许他冒犯别人。如果他向别人挥动棍棒，喊出令人难堪的话语，那么请不要为他辩护，如不要说"他还小呢"。在这一点上，请与家中其他成员达成共识。

10. 请常常回忆你小时候的事情，让自己放松下来，与自己的孩子一起做游戏、玩耍、奔跑。这会促进相互理解，使亲子关系更亲近，更能促进形成相互信任的亲子关系。

11. 请试着与孩子转换一下角色——玩过家家游戏的时候，做家务的时候，都可以这样做。你会加深对自己的了解，并学会如何更好地理解孩子。假如孩子表现出照顾家养小动物、帮助亲人的意愿，请对他进行鼓励。

12. 不要向孩子掩藏自己的感觉，也不要用其他感情替代它们，只需要适当地把它们表现出来。这样你的表现就会是自然的，还能教会孩子如何开心，如何去爱，如何应对痛苦、迷茫等。情感的替换会导致行为与内心状态不相匹配，最终引起愤怒感和距离感。父母常常试图掩盖自己的惊慌、无助和恐惧，变成严肃、严格的人，远离孩子，而不是教会孩子生活、与孩子一起成长。

在心理疗法中，为了治疗心身疾病，人们会使用各种各样的方法。通过谈话、玩游戏、绘画、做练习，专家帮助孩子表达出潜藏的情绪，解决孩子的内心冲突，并且在孩子身上培养出新的适应性行为，来应对各种不愉快的情形。

13. 如果孩子和某个人很像，那么请不要把与这个人相关的负面情绪转嫁到孩子身上，更不要把别人的缺点归咎到孩子身上。你的孩子是独一无二的个体，他肯定有很多优点和值得夸奖的地方。

14. 尽可能地亲自教育孩子，不要把孩子交给奶奶、姥姥带，因为她们常常有担惊受怕、提心吊胆的倾向，不自觉地会阻碍孩子与同龄人交流。这样的教育可能会对孩子的个性产生极大的影响，且与你的教育方法背道而驰。被奶奶或姥姥抚养长大的孩子，常常会没有信心、过度惊慌，有很多害怕的事物，并且他们在与同龄人的交流方面也会遇到很多困难。

后记
Postscript

　　有孩子的家庭都会遇到孩子生病的情况，当孩子开始上幼儿园的时候，这些疾病开始表现出来，一直持续到孩子上中学。所有的父母都不约而同地认为，孩子生病是因为生态环境不好，身体免疫力下降，而且其他孩子经常生病，传播了病菌。成人会带孩子去看各种医生，买最贵的药物和维生素。在他们当中很少有人想过可能还有其他的原因导致孩子生病。

　　很早以前就有这样的观念：大部分的"成人"疾病都源于神经问题，难道这也是导致儿童经常生病的原因？很多人都会问："心身医学跟这有什么关系呢？难道孩子会有心身问题吗？"回答是肯定的。成人常常以为这是小事一桩、毫无意义的问题。在孩子眼里，完全不同，他们会觉得很严重，有时还会觉得痛苦。孩子有时深深陷入问题中，但没有人能把他们拯救出来。

　　儿童的心身问题与成人的心身问题有这样的区别：当成人的内心出现不适的感觉时，他们可以使用一些方法去摆脱不适感，但儿童却不了解这些方法。小孩子已经可以感觉到负面情绪了，他可能会有抑郁的感觉，但还不能自如地表达自己的感情，因为他根本不明白自己身上发生了什么。如果大人不及时对孩子施以援手，那么再过一段时间，类似抑郁的状态就会在孩子身体层面表现出来。

　　本书介绍了相当详细的信息，包括由各种因素（压力、家庭中的错误教育方式、学习任务重等）引起的儿童心身疾病的表现。书中记录了最常出现的儿童身体反应，这些反应包括神经官能症、睡眠障碍、高血压、肥胖症、厌食症、慢性胃炎、湿疹和银屑病等，这些疾病与各种负面情绪的出现相对应。除此之外，书中还给出了一些建议，能够帮助成人应对和解决孩子的心身问题。

孩子身上出现的某些症状,会导致他患上类似的疾病。比如,那些被过度控制的孩子,他们的主动性会受到抑制,父母针对这种情况会给孩子制定约束规则,或者把他们管得太紧。这样的孩子就容易患上呼吸道疾病——慢性哮喘、支气管炎或肺炎。假如孩子每次感冒以后都会咳嗽,那么可以证明孩子的内心有抗议,但他害怕把这个抗议说出口。反复发作的腹痛可以说明孩子有隐藏的恐惧,而慢性鼻炎则说明,孩子试图将自己与某个问题或情况分离开来。皮炎或其他皮肤病的出现,说明孩子受到的照顾有些过头了。

因此,如果父母在孩子身上找到了一些患病的迹象,并且认为孩子不应该患这些病,就不要立刻跑去看医生,给孩子灌药水。作为父母应当看看周围,审视一下自己与其他家庭成员的关系,还有自己与孩子的关系,再看看孩子在幼儿园或学校里的人际关系如何。也许,问题的根源就埋在这些人际关系中。找出问题的根源后，我们需要及时改善这些关系，这样，孩子负面情绪带来的心身表现就会减少，甚至会完全消失。

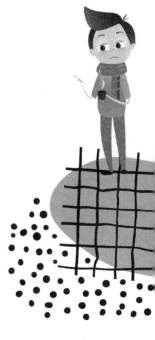